중입자 치료, 암 환자에게 빛으로 다가온 꿈의 암 치료

세계인의 첨단 암 치료 기관, 연세암병원

중입자 치료, 암 환자에게 빛으로 다가온 꿈의 암 치료

세계인의 첨단 암 치료 기관, 연세암병원

초판 1쇄 발행 2024년 10월 31일
2쇄 발행 2025년 9월 4일

지은이 금기창 외
펴낸곳 연세대학교 출판문화원

주소 서울특별시 서대문구 연세로 50
등록 1955년 10월 13일(제9-60호)
전화 02) 2123-3378~82
팩스 02) 2123-8673
전자우편 ysup@yonsei.ac.kr
홈페이지 http://press.yonsei.ac.kr

기획 황세희
편집 구상나무
북디자인 이순민
삽화 jebi. J, 하람

ISBN 978-89-6850-896-7 (04510)
978-89-6850-761-8 (세트)

값 17,000원

연세암병원
YONSEI CANCER CENTER

✚ 연세암병원기획총서 06

중입자 치료, 암 환자에게 빛으로 다가온 꿈의 암 치료

세계인의 첨단 암 치료 기관, 연세암병원

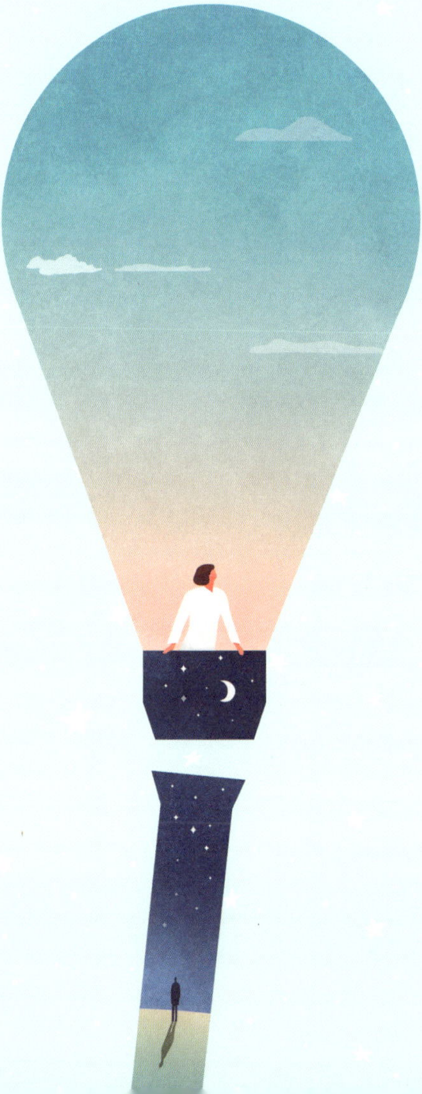

금기창 외 지음

연세대학교 출판문화원

서문

암 환자를 위하는 사랑과 신념, 암 치료 분야의 새로운 역사를 쓰다

세브란스병원은 한반도가 일제 식민 지배를 받던 고난의 시절이었던 1922년에 국내 암 환자를 대상으로 최초로 방사선 치료를 시작한 선도적 의료기관입니다. 세브란스병원은 그로부터 100년 넘게 지속적으로 암 환자의 생명을 살리고 고통을 덜어 주기 위해 첨단 치료 기술을 이끌어 왔습니다. 한 발, 한 발 걸어온 그 발자취에는 '하느님의 사랑으로 인류를 질병으로부터 자유롭게 한다'는 미션을 실천하겠다는 일념이 담겨 있습니다. 의료진의 헌신으로 암 환자가 느끼는 절망과 고통에 희망이라는 빛을 더해 온 여정이라 할 수 있습니다.

더욱더 선진화된 암 환자 치료를 위해 1969년 '연세암센터'가 탄생한 이후부터 본격적으로 암 치료에 관한 모든 분야에서 '최선의 결과를 얻기 위한 노력'을 기울인다는 목표를 세우고 실천해 왔습니다.

1972년에는 국내 최초로 선형가속기를 도입했고, 1994년 3D 입체조형 방사선 치료도 국내 최초로 시작했습니다. 환자들에게 최고의 첨단 암 치료를 제공하겠다는 연세암센터의 신념은 2014년 연세암병원 개원으로 이어졌고, 연세암병원은 세계적인 암 치료 의료기관으로 부상했습니다. 개원 전후로 시작된 중입자치료센터 설립 기획은 연세암병원이 전 세계 암 환자들이 치료받고 싶어 하는 은혜로운 의료기관으로 도약하는 계기가 되었습니다.

중입자 치료는 꿈의 암 치료법으로 불리며 독일과 일본에서만 시행되고 있었던 최첨단 치료법입니다. 치료 과정에서 정상 조직의 손상을 최소한으로 줄여 난치성 암 환자가 고통 없이 일상생활을 영위할 수 있기 때문입니다. 덕분에 암 치료 자체가 부담인 고령 환자도 완치의 희망을 기대하며 치료를 받습니다. 21세기 방사선 치료의 꽃인 셈입니다.

중입자 치료의 가치와 장점은 암 치료 분야 전문가라면 누구나 인정합니다. 하지만 치료센터를 갖추기 위해서는 대규모 공간과 장비, 그리고 수천억 원에 달하는 천문학적 비용이 필요합니다. 실로 중입자치료센터 건립은 수많은 기회비용과 효과를 희생하는 결단을 요구하는 사안입니다.

연세의료원은 이 지난한 과정을 극복하며 2023년 봄, 국내 최초로 중입자치료센터를 성공적으로 탄생시켰습니다. 빛으로 오신 주님의 사랑처럼 중입자 치료가 암 환자에게 희망의 빛으로 다가갈 것을 믿고 과감한 투자와 희생적인 노력을 기울인 덕분입니다.

이 위대한 프로젝트를 성공시키는 과정에는 2015년 중입자치료센터 건립을 결정한 연세의료원 경영진, 또 그 어려운 과정과 투자를 허락해 준 대학 본부와 법인 이사회 등 수많은 관계자의 암 환자를 위하는 사랑과 신념이 켜켜이 쌓여 있습니다.

연세의료원의 중입자센터에서는 전립선암 환자를 대상으로 한국 의학계 암 치료 분야의 새로운 역사를 쓰기 시작했습니다. 이후 대표적인 난치성 암으로 꼽히는 췌장암, 폐암, 간암 등의 환자에게 중입자 치료를 하고 있습니다. 조만간 머리와 목 부위에 생기는 두경부암, 난치성 육종, 수술이 어려운 난치성 유방암과 여성 암 등 치료 대상 범위를 확장할 계획입니다.

연세암병원에서 중입자 치료를 시작하기 전까지는 치료를 원하는 국내 암 환자들은 환경도, 음식도, 언어도 낯선 해외에 체류하면서 원정 치료를 받아야 했습니다. 암 투병만으로도 불안한 환자들이 해외에서 치료받는 일은 정서적 불안을 더하는 과정이 아닐 수 없습니다. 게다가 비용도 국내 치료비의 몇 배를 부담해야 합니다. 사실 중입자 치료는 국내 치료비도 무척 고가입니다. 치료센터 건립에 수천억 원이 투자되고 기기 유지에도 지속적으로 큰 비용이 소모되기 때문입니다. 그러나 한국 환자는 한국에서 가족의 지지를 받으며 치료를 받을 때 가장 효율적인 치료 결과를 얻을 수 있습니다.

이번에 출간되는 책은 중입자 치료에 관한 모든 궁금증을 풀어주는 지침서입니다. 국내 유일한 중입자 치료에 관해서 우리 병원 최고의 의료진이 직접 친근한 설명 형식으로 서술하였기에 환자와 보호자는 물론, 모든 의료인과 일반인들이 이 책을 통해 첨단 암 치료의 현주소를 편안하게 안내받을 수 있을 것입니다. 바쁜 시간을 쪼개어 이 귀하고 유용한 책을 집필해 주신 모든 저자분, 출간 관련자들께 감사의 말씀을 전합니다.

끝으로 연세의료원에 국내 최초의 중입자치료센터가 설립되도록 기획부터 완공까지 혼신의 노력을 기울여 주신 연세대학교 본부와 이사회, 그리고 병원 경영진께 한번 더 감사를 드리며 연세암병원에서 치료를 받는 모든 환자와 가족들에게 하나님의 무한하신 은혜와 평강이 함께하시기를 기원합니다.

2024년 10월
연세암병원장
최 진섭

차 례

01

암 정복을 위한 중입자 치료 도입의 여정

금기창 연세암병원 중입자치료센터 교수(방사선종양학과)
김용배 연세암병원 중입자치료센터 교수(방사선종양학과)

중입자 치료는 방사선 치료의 한 종류이다. 방사선 치료의 기본 원리는 전기를 띠는 입자를 가속하여 목표하는 종양을 구성하는 암세포의 DNA를 손상시켜 종양을 없애는 것이다. 방사선 치료에 사용되는 입자로는 전자, 수소이온, 그리고 탄소이온이 있다. 전자는 엑스레이 방사선 치료에 쓰이고, 수소이온은 양성자 치료에 쓰인다. 중입자 치료는 탄소이온을 사용한다.

중입자 치료의 시작

연세대학교 의료원은 2010년대 초반부터 양성자와 중입자 치료 도입을 검토하였는데, 기존 엑스레이 방사선 치료와 비교할 수 없이 높은 비용 때문에 결정을 내리기까지 오랜 시간이 걸렸다. 무게를 전자와

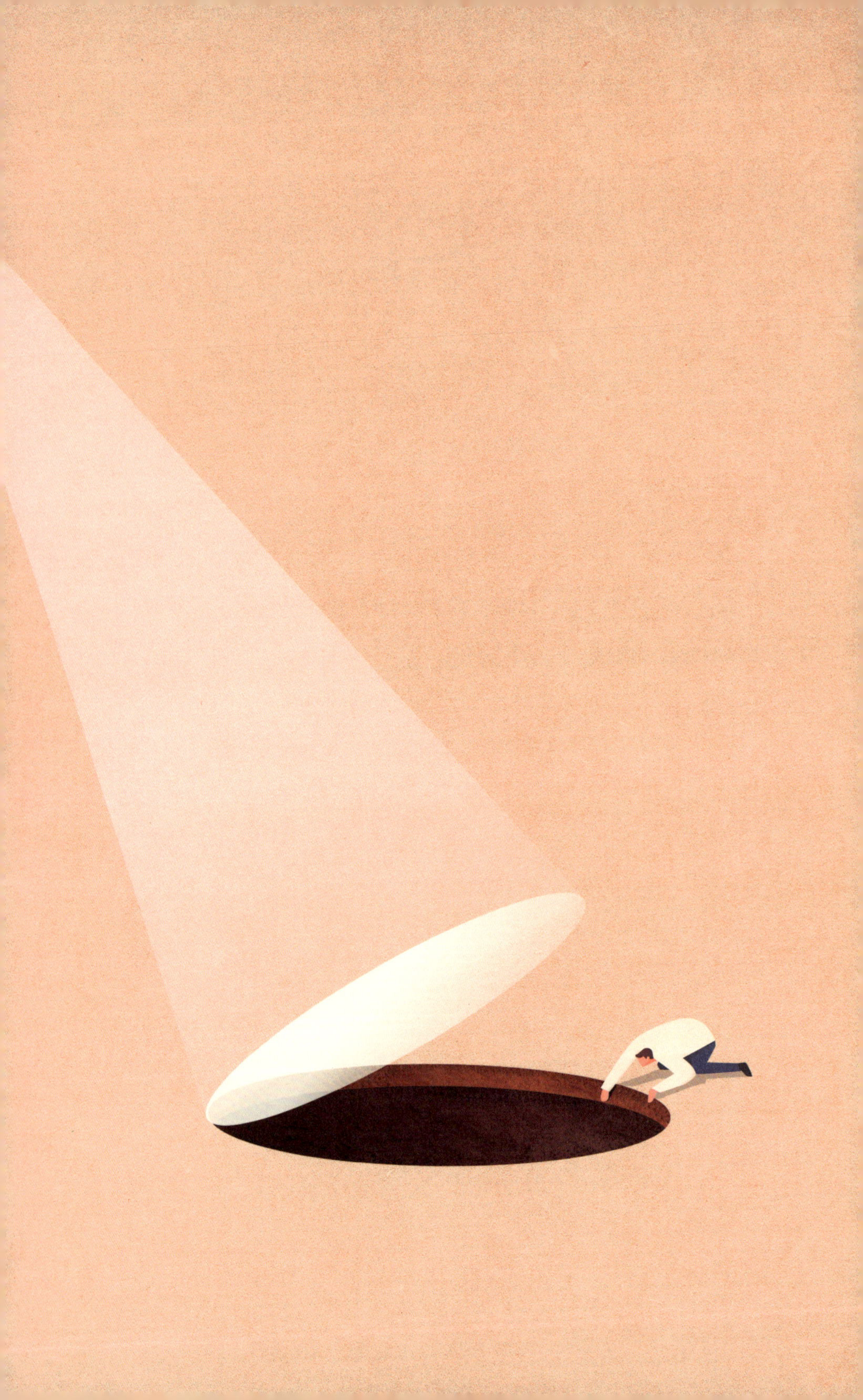

비교할 때 양성자는 약 1,836배이며 탄소이온은 약 22,000배가 무겁기 때문에 대규모 장비와 충분한 공간이 필수적이다. 결국은 중입자 치료기 도입으로 방향을 잡고 프로젝트를 추진하게 되었다. 이러한 결정의 이유는 다음과 같다.

첫째, 중입자 치료는 난치 암 치료의 대안이다. 중입자는 종양에만 방사선이 들어가고 주변 정상 조직에 영향을 주지 않는다. 또한 기존 엑스레이 방사선 치료에 비해 종양 살상 능력이 2.5~3배 높다. 실제로 일본과 독일에서의 연구 결과에 따르면, 췌장암, 간암, 폐암, 육종 등 난치 암에 효과가 좋았다.

둘째, 중입자 치료는 초고령화 시대에 적합한 치료이다. 위에 언급한 중입자 치료의 특성으로 인해 한 번에 들어가는 방사선량을 많이 올릴 수 있기 때문에 치료 횟수를 줄일 수 있다. 따라서 고령 환자들이 더 편리하게 치료를 받을 수 있다. 대표적인 예가 전립선암이며 실제로 가장 많이 시행되고 있다.

셋째, 중입자 치료는 국내에서 처음으로 도입되는 것이다. 당시 양성자 치료는 국립암센터(2007년)와 삼성서울병원(2015년)에서 시행되고 있었지만, 중입자치료센터는 전무하였다. 본원도 양성자 치료가 중입자 치료 도입에 비해 비용이 적게 들기 때문에 우선적으로 고려하기도 하였다. 도입한다면 세 번째 양성자치료센터가 되며 기존의 두 센터와 거리가 떨어져 있어 운영상의 문제는 없다고 예상하였다. 그러나 당시 국내 진행성 암 환자들이 중입자 치료를 받기 위해 큰돈을 들여 해외로 나가고 있고 일부는 치료를 기다리다 현지에서 사망하는 사고도 발생하였다. 따라서 난치 암 환자들에게 국내에서 중입자 치료를 받을 기회를 제공하고 연세대 의료원이 추구해 온 'the FIRST & the BEST'를 구현하는 과감한 결정을 내리게 되었다.

넷째, 연세암병원이 월드클래스의 암병원이 되기 위한 도전이다. 연세암센터는 1969년 국내 최초의 암 전문 치료 기관으로 설립되어 2014년 연세암병원으로 이어지며 국내 암 치료를 선도해 왔다. 연세암병원은 국내를 넘어 세계 최고의 암 치료 기관이 되기 위해 로봇 수술, 개인 맞춤 정밀 치료, 다학제 진료, 완화 치료 강화, 암예방센터 운영 등 여러 가지 패러다임을 제시하였다. 그중 가장 큰 규모의 프로젝트가 중입자 치료 시스템의 도입이었다.

중입자 또는 양성자 치료기 도입을 위해 2013년도에 연세대 의료원 경영진이 독일과 일본의 치료기센터를 방문하고 운영 현황을 파악하기 시작하였다. 이후 두 치료 시스템에 대한 비교 검토를 시작하였고 2년여간의 검토 끝에 2015년 말 중입자 치료기 도입을 결의하였다. 이후 대학본부와 법인이사회에 중입자 치료기 도입 프로젝트를 보고하고 2016년 4월에 법인이사회의 승인을 받고 프로젝트 추진을 위한 실무위원회를 구성하였다. 2017년 장비업체들과 협상 끝에 2018년 3월에 일본 도시바사와 장비 도입 계약을 체결하였다. 3년 반 동안의 공사 끝에 건물을 완성하였고 1년 반 동안 장비 설치를 하였다. 이와 병행하여 전문인력 선발과 양성도 진행하였고 필수적인 종양 정보 시스템, 치료 계획 시스템, CT 및 MR 시뮬레이터 등 부속 시스템도 마련하

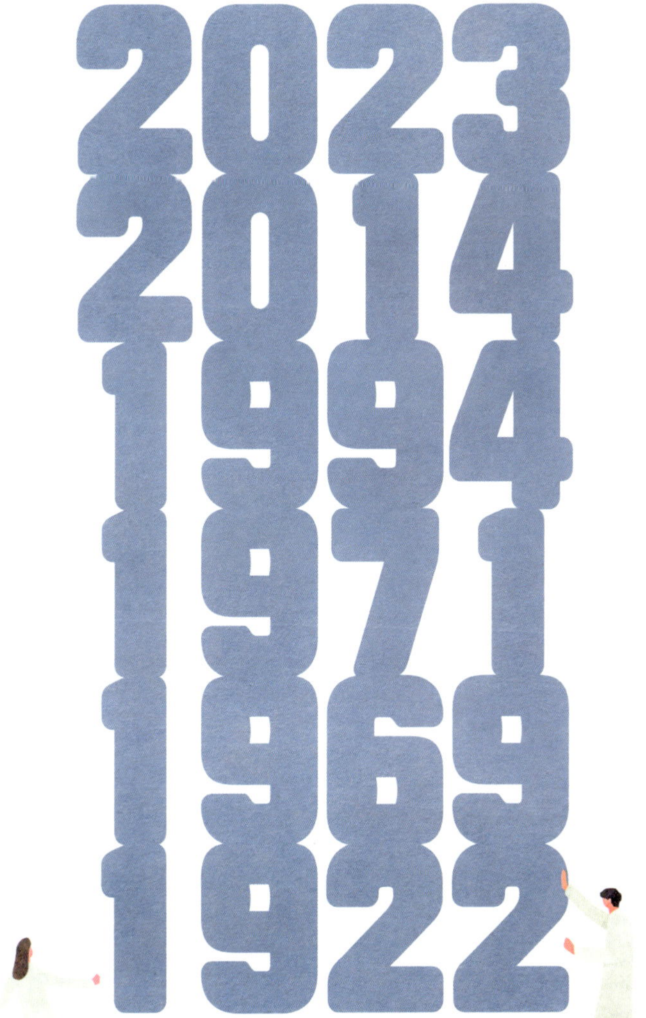
2023
2014
1994
1971
1969
1922

였다. 또한 환자 치료를 담당할 교수들을 일본의 중입자치료센터들에 장단기 연수를 보내 임상적인 지식과 경험을 쌓도록 하였다.

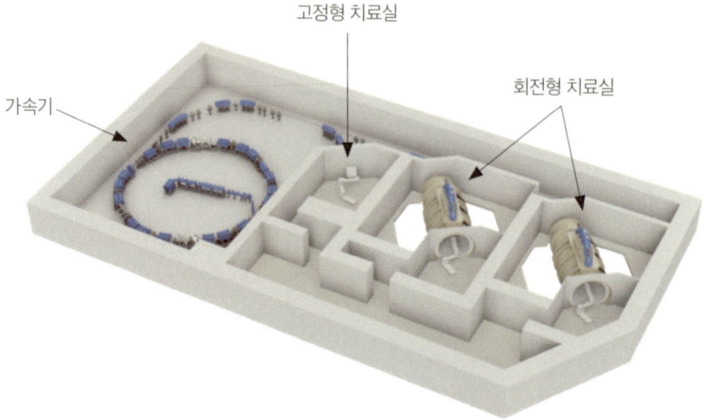

[그림 1-1] 중입자치료센터

연세암병원 중입자치료센터는 가속기실, 고정형 치료실 1실, 회전형(갠트리) 치료실 2실로 구성하였다.

2023년 4월 28일, 고정형 치료실에서 전립선암 환자를 대상으로 역사적인 첫 치료를 개시하였다. 이어 2024년 5월 첫 번째 회전형 치료실에서 췌장암, 간암 및 폐암 환자를 대상으로 치료를 개시하였다. 적용 대상 암종을 확대하기 위해 계속 장비 튜닝을 하고 있다. 두 번째 회전형 치료실도 장비 운영을 위한 장비 튜닝을 진행하여 2025년 여름에 치료할 것으로 예상한다. 총 3개의 치료실을 안정적으로 운영하여 난치 암 환자들에게 최고의 중입자 치료를 제공하는 것이 연세암병원 중입자치료센터의 목표라고 할 것이다.

02

첨단 의과학의 결정체, 중입자 치료의 원리와 장점

김용배 연세암병원 중입자치료센터 교수(방사선종양학과)
김진성 연세암병원 중입자치료센터 교수(방사선종양학과)
김창환 연세암병원 중입자치료센터 교수(방사선종양학과)
홍채선 연세암병원 중입자치료센터 교수(방사선종양학과)
한민철 연세암병원 중입자치료센터 교수(방사선종양학과)

중입자 치료(Heavy Ion Therapy, 탄소이온 방사선 치료)는 입자 방사선 치료의 일종으로, 탄소이온을 거대한 입자 가속기에 주입하여 빛의 70~80% 속도까지 가속시킨 후, 인체 내부의 특정 목표 지점에 정확하게 도달시켜 암세포는 사멸시키고 주변 정상 세포의 손상은 최소화하는 최첨단 암 치료법이다.

중입자 치료의 기본 원리

기존의 방사선 치료는 X선이나 감마선과 같이 무게가 없는 전자기파의 일종인 광자(Photon)를 이용하며, 입자 방사선 치료는 질량수가 1인 수소이온을 사용하는 양성자 방사선 치료나 질량수가 12로 상대적으로 무거운 탄소이온을 사용하는 중입자 방사선 치료를 일컫는다([그림

2-1]). 무게뿐만 아니라 전기적 성질도 차이가 있으며, 광자는 전하를 띠지 않지만 양성자와 중입자는 전자 대비 각각 +1, +6의 전하를 가지고 있다. 이러한 입자의 기본적인 특성 차이는 기존 광자 기반의 방사선 치료와의 물리학적, 생물학적 차별점을 만들어 내게 된다.

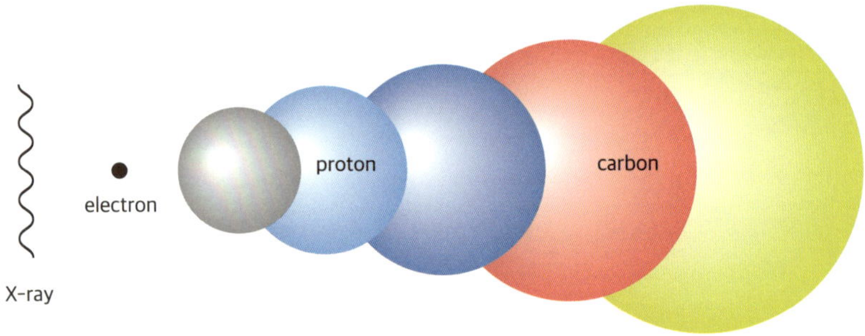

[그림 2-1] 방사선 치료에 사용되는 입자의 질량비

광자를 이용한 기존 방사선 치료의 경우, 광자가 인체 내부를 통과하면서 에너지를 연속적으로 방출하기에, 인체 내부의 특정 목표 지점까지 도달하는 과정에서 경로에 있는 정상 세포에도 손상이 발생할 수 있다. 그뿐만 아니라 깊이 들어갈수록 강도가 약화되기 때문에, 목표 지점이 깊숙한 곳에 있을 경우에는 암세포에 도달하는 방사선량이 충분하지 않을 수가 있다.

그에 반해, 양성자와 중입자와 같은 입자는 인체 조직을 통과할 때 에너지를 거의 잃지 않고 이동하다가 특정 깊이에 도달하면 대부분의 에너지를 방출하는 브래그 피크(Bragg Peak)라는 특성을 지니고 있다([그림 2-2]). 따라서 통과하는 경로상 및 암세포 주변의 정상 세포의 손상은 최소화하면서 암세포에는 최대한의 방사선량을 전달할 수 있게 되어, 방사선으로 인한 후유증을 최소화하면서 암 치료 효과를 극대화할 수 있다.

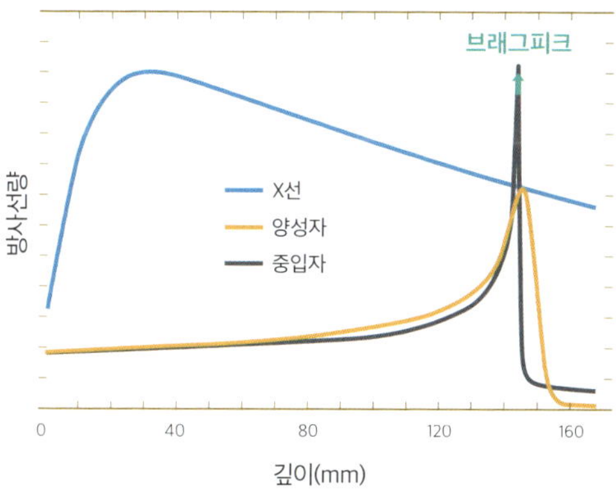

[그림 2-2] 방사선 종류에 따른 체내 분포 비교

단일 에너지로 발생하는 브래그 피크는 매우 좁은 영역에 방사선을 집중시키기 때문에, 깊이나 크기가 일정하지 않은 종양의 경우에는 치료 영역을 더 넓게 커버하기 위해 여러 다른 에너지를 가진 입자 빔을 혼합하는 SOBP(Spread-out Bragg Peak) 방식을 적용한다. 서로 다른 에너지의 브래그 피크가 겹치도록 조절함으로써, 넓은 범위에 걸쳐 일정한 방사선량을 제공하여 종양의 전체 영역에 고르게 방사선을 전달하게 된다.

치료에 사용되는 입자가 무거울수록 브래그 피크의 특성은 더욱 두드러지게 된다. 따라서 양성자에 비해 더 무거운 탄소 입자와 같은

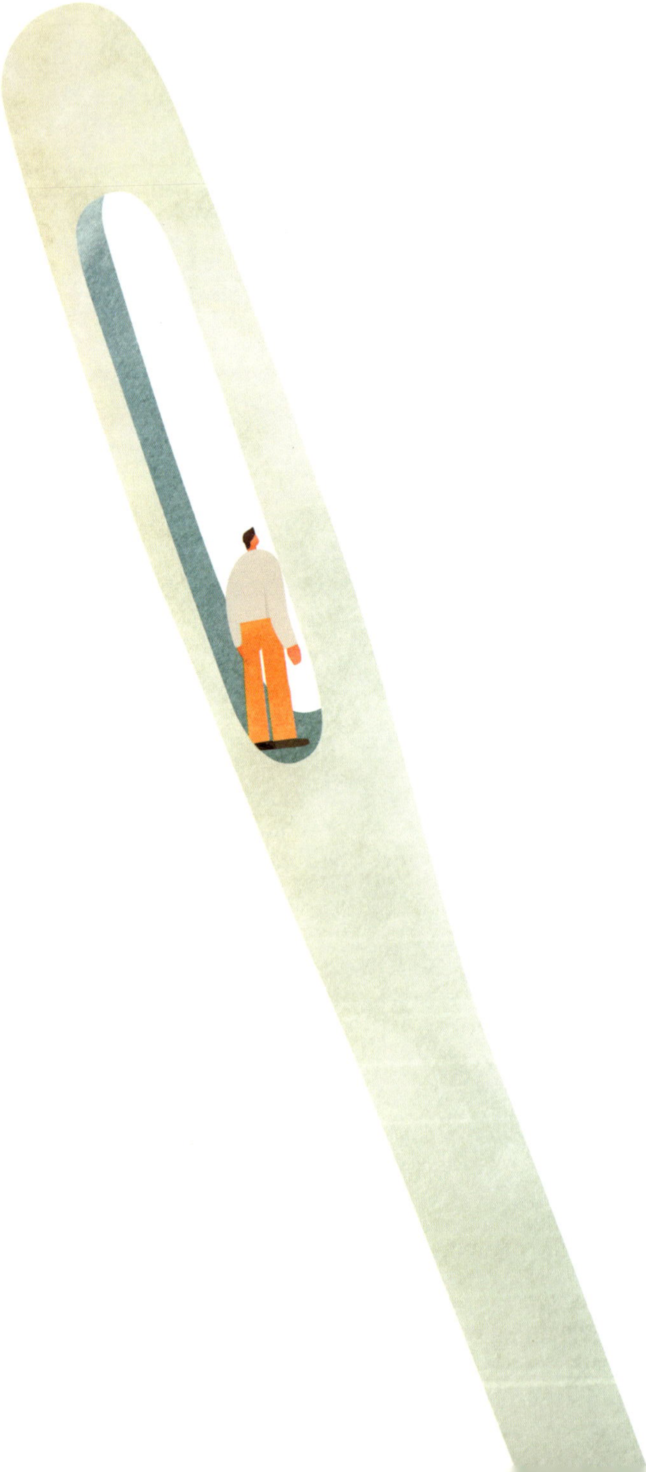

중입자를 치료에 사용하게 되면, 암세포에 동일 선량 대비 더 많은 피해를 줄 수 있게 된다. 중입자를 활용하면 선형 에너지 전달량(Linear Energy Transfer, LET)이 양성자에 비해 커서 암세포에 유발되는 DNA 손상 정도가 더 높아지며, 체내에서 미치는 생물학적 효과비(Relative Biological Effectiveness, RBE)도 커지는 특성으로 이어지게 된다. 또한 입자가 무거울수록 직진성이 높아지기 때문에, 인체 내부에서의 산란이 줄어들어 정상 조직에 대한 불필요한 방사선 노출을 줄이고 암세포에 더 정확하게 방사선을 전달할 수 있게 된다. 이러한 특징들 덕분에, 중입자를 이용한 방사선 치료는 광자, 양성자를 이용한 치료에 비해 암세포에 더 정밀하고 적합한 방사선량 분포를 제공하면서 주변 정상 조직의 방사선 노출을 최소화할 수 있는 등의 잠재적인 장점들이 있다.

이러한 중입자 치료에서 가속한 탄소 입자를 종양에 전달하는 방법은 주로 두 가지 방법이 사용된다. 패시브 스캐터링(Passive scattering) 방식은 물리적인 장치를 통해 입자 빔을 종양 부위에 넓게 퍼트리는 기술이며, 비교적 간단한 기계적 구조로 방사선을 균일하게 전달할 수 있다는 장점이 있다. 하지만 방사선이 필요하지 않은 주변 정상 조직에도 일부 전달될 수 있다는 단점이 있어 복잡한 종양 형태에는 적합하지 않을 수 있다. 반면, 연세의료원 중입자 치료기에는 액티브 스캐닝(Active scanning) 방식이 탑재되었으며, 이는 입자 빔을 매우 가는 형태로 만들어 종양의 형태에 따라 스캔하면서 치료하는 방법이다. 고도의 기술 및 정밀성이 요구되지만, 종양의 크기, 모양, 깊이에 따라 빔이 세밀하게 조절되므로 주변 정상 조직에 불필요한 방사선이 전달되는 것을 최소화할 수 있다. 또한 빔의 강도와 깊이를 실시간으로 조절할 수 있어, 복잡한 3차원 구조의 종양에도 높은 정확도로 방사선을 전달할 수 있다.

중입자 치료의 장점

암세포 정밀 파괴 및 정상 조직의 보호

앞서 설명한 브래그 피크라는 물리적 특성 덕분에, 치료 표적에 정확하게 방사선량을 전달할 수 있으며, 표적 전후의 정상 조직에 대한 방사선 노출을 최소화할 수 있다. 기존 방사선 치료에 비해 방사선량을 훨씬 더 선택적으로 전달할 수 있어 종양에 대한 국소 제어가 더 우수하며, 치료 부위의 건강한 조직이 손상될 확률이 낮고, 합병증의 위험이 적으며, 치료 후 빠른 회복이 가능하다.

중입자 치료의 이러한 장점 덕분에 거의 모든 암종에서 유용하고 안전하게 쓰일 수 있으며, 특히 정상 조직의 보호가 매우 중요한 재방사선 치료(Re-irradiation Therapy), 암세포 주변에 중요한 장기가 있는 등의 복잡한 해부학적 구조에 위치한 종양을 치료하는 상황에서 큰 장점을 발휘할 수 있다. 또한 중입자는 기존 방사선 치료로는 접근이 어려운 깊은 부위의 종양도 효과적으로 치료할 수 있어, 종합적으로 방사선 치료의 안전성과 효과성을 모두 높일 수 있다.

높은 생물학적 효과비(Relative Biological Effectiveness, RBE)

RBE는 특정 방사선이 동일한 생물학적 효과를 달성하는 데 필요한 기준 방사선량에 비해 얼마나 더 효율적인지를 나타내는 척도다. 보통 광자를 이용한 기존 방사선 치료의 생물학적 효과를 달성하는 데 필요한 방사선량과, 비교하려는 다른 방사선으로 동일한 효과를 달성하는 데 필요한 선량을 비교한 값이며, 광자의 RBE는 1, 양성자는 1.1이라는 값이 널리 사용되고 있다. 그에 반해 중입자는 높은 LET를 가지고 있어 암세포에 더 심각한 손상을 일으키기 때문에, 더 적은 선량으로도 동일한 생물학적 효과를 낼 수 있어, 광자, 양성자에 비해 높은 RBE 값을 가지게 된다. 다만, 중입자의 RBE는 고정된 값이 아니라 치료 빔 내에서의 위치에 따라 달라진다. 중입자는 종양이 깊을수록 생물학적 효과는 더욱 강해져 2에서 3.5까지 도달할 수 있으며([그림 2-3]), 반대로 진입 지점에 있는 정상 조직의 RBE 값은 표적 병변보다 낮다. 이러한 암세포와 정상 조직 간의 RBE 차이는, 표적 부위

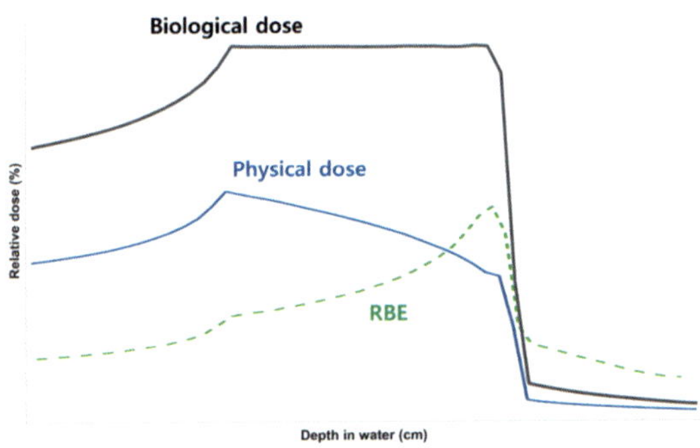

[그림 2-3] 중입자 치료의 선량 분포 및 생물학적 효과비

에서 생물학적 효과를 강화하면서 정상 조직에 대한 손상을 최소화할 수 있게 해 준다.

저산소 종양에 대한 강력한 효과

종양의 저산소증은 방사선 치료에서 암세포의 저항성을 유발하는 주요 원인 중 하나로 알려져 있다. 종양이 과도하게 증식하면서 혈관이 충분히 형성되지 않거나 형성된 혈관이 비정상적이게 되면, 세포와 인접한 혈관 사이의 거리가 증가하여 산소와 영양분이 적절하게 공급되지 않게 된다. 이로 인해 종양 내부의 세포는 정상 조직에 비해 산소 공급이 부족한 저산소 상태에 빠지게 된다. 방사선 치료는 주로 세포 내 산소 분자와 상호 작용하여 DNA에 손상을 입히는 방식으로 작용하는데, 저산소 상태의 종양 세포는 산소가 부족하여 방사선 치료에 덜 민감하게 반응해 암 치료를 어렵게 만든다.

하지만 중입자 치료는 저산소 종양에서도 높은 치료 효과를 보이는데, 이는 중입자의 높은 LET 특성 때문이다. 광자와 같은 낮은 LET를 사용하는 기존의 방사선 치료는 주로 산소의 존재하에 자유 라디칼을 생성하여 DNA 손상을 유도한다. 반면 중입자는 높은 LET를 기반으로 DNA를 직접 타격하여 그 구조를 파괴하기 때문에 산소 농도에 덜 의존적이다. 따라서 기존 방사선 치료로는 해결하기 어려운 저산소성 종양에도 중입자 치료를 활용하면 우수한 치료 효과를 발휘할 수 있다.

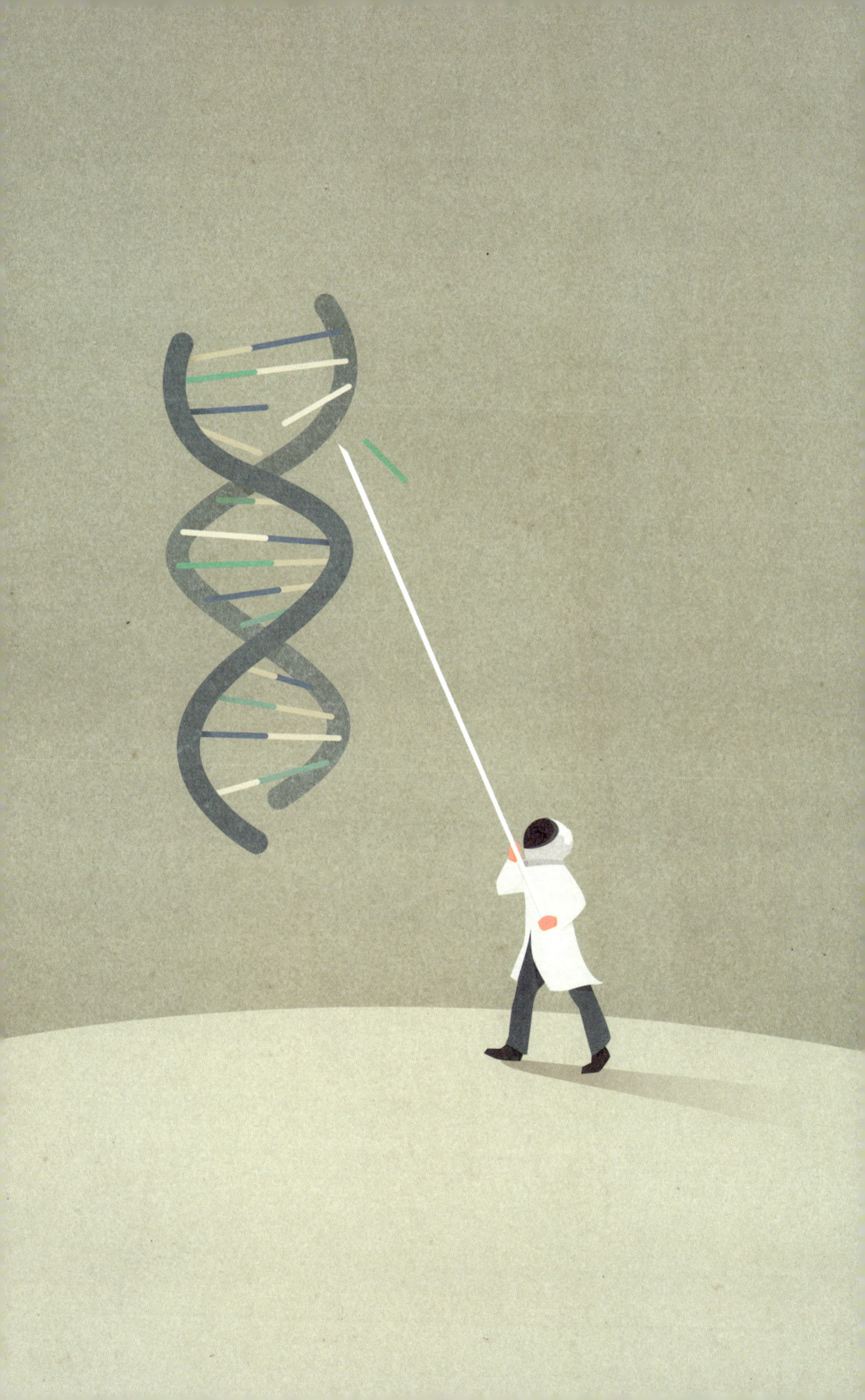

짧은 치료 일정

분할 방사선 요법은 방사선 치료에서 중요한 개념이다. 방사선 치료 사이에 정상 조직이 손상에서 회복되며(복구, Repair), 세포는 다시 성장한다(재증식, Repopulation). 또한 방사선 치료 간격 동안 종양 세포는 방사선에 더 민감한 세포 주기로 이동할 수 있고(재분배, Redistribution), 저산소 상태에 있던 종양 세포는 산소를 공급받아 반응도가 더 높아질 수 있다(재산소화, Reoxygenation). 이러한 4R(복구, 재증식, 재분배, 재산소화)은 분할 방사선 요법의 기본 토대가 되며, 소량의 방사선을 여러 번 (보통 수주에 걸쳐 매일) 나누어 조사함으로써, 정상 조직의 손상을 줄이면서 종양에 대한 효과를 극대화하려는 목적이 있다.

그런데 이러한 개념은 LET가 높은 방사선, 즉 중입자를 사용한 치료에서는 그 중요도가 줄어들게 된다. 중입자 치료에서는 높은 LET의 특성 덕분에 준치사성 손상 복구 및 조직의 재증식이 억제되며, 세포 주기 및 세포 산소화의 영향을 광자보다 덜 받는다. 즉, 4R의 영향, 그리고 이에 따른 분할 방사선 치료의 효과는 기존 방사선 치료에 비해 상대적으로 적다. 그뿐만 아니라 중입자의 물리적인 특성에 따른 더 예리한 선량 분포 덕분에 중요한 장기들이 더 적은 방사선량만 받을 수 있게 되어, 기본 방사선 치료보다 더 높은 방사선량을 사용하고 전체 치료 횟수를 줄이는 저분할 방사선 요법(Hypofractionated Radiotherapy)을 채택할 수 있다. 기존 치료 대비 치료 기간이 비교적 짧은 중입자 치료를 받는 환자들은 치료 과정에서의 불편을 줄여 주며, 더 빠르게 일상으로 복귀할 수 있게 해 준다.

혁신적인 암 치료 방법, 중입자 치료

중입자 치료는 물리적, 생물학적 특성에서 기존의 방사선 치료와는 차별화된 혁신적인 암 치료 방법이다. 브래그 피크와 같은 물리적 특성을 통해 종양 부위에 정확하게 방사선을 집중시키면서 주변 정상 조직의 손상을 최소화할 수 있으며, 높은 LET를 통해 저산소 종양과 같은 방사선저항성 종양에서도 생물학적으로 뛰어난 효과를 발휘한다. 또한 저분할 방사선 요법이 적용 가능한 중입자 치료의 짧은 치료 일정은 환자의 편의성을 극대화한다. 이러한 중입자 치료의 장점들은 기존의 방사선 치료 방법보다 치료 효과를 높이고 부작용을 줄이며, 더 많은 환자에게 적합한 치료 옵션을 제공할 수 있게 한다.

03

중입자 치료의 진행 과정

박종원 연세암병원 중입자치료센터 교수(방사선종양학과)

최서희 연세암병원 중입자치료센터 교수(방사선종양학과)

앞의 장들에서도 기술되었듯이, 중입자 치료는 중입자(heavy ion)를 입자가속기 내에서 광속의 70~80% 정도까지 가속시킨 후, 암 조직을 정밀하게 조준 및 타격하여 사멸시키고 상대적으로 주변 정상 세포들의 손상은 최소화하는, 최첨단 과학기술이 도입된 암 치료 기술이다. 중입자 치료가 아닌 일반 방사선 치료에서 주로 광자(photon) 혹은 전자(electron)를 주로 사용하는 것에 비해 현재 연세암병원에서 시행하는 중입자 치료는 탄소이온(carbon ion)을 이용하여 진행된다.

치료에 이용하는 입자는 다르지만 중입자 치료의 치료 계획 과정은 일반적인 방사선 치료 계획 과정과 큰 틀에서 유사하다고 볼 수 있다. 전체적인 과정은 외래 초진(의사 면담), 간호사 상담, 고정기구 제작/호흡 확인, 설계용 CT/MRI 촬영, 종양 및 장기 도식화, 치료 설계, 방사선량 측정 및 검증, 중입자 치료의 과정으로 이루어진다. 모든 과정이 여러 전문가에 의해 정밀하고 섬세하게 이루어져야 성공적인 중입자 치료에 도달할 수 있다. 이 장에서는 중입자 치료의 전반적인 과정, 환자들이 자주 하는 질문과 그에 대한 답변을 다룰 것이다.

중입자 치료의 진행 과정

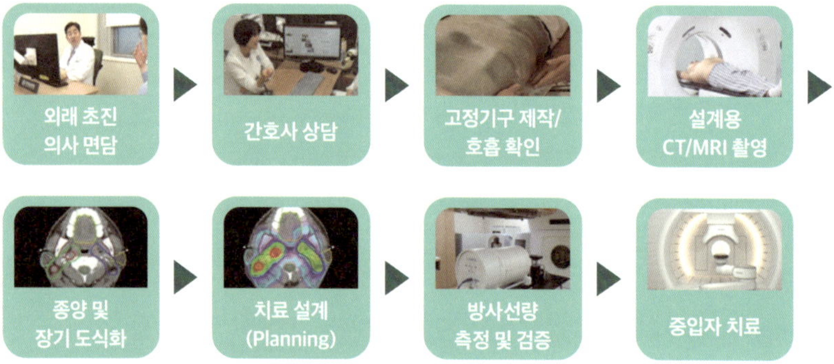

[그림 3-1] 중입자 치료 진행 과정 모식도

1. 방사선종양학과 중입자 치료 외래 초진/의사 면담

방사선종양학과 담당 교수진과 환자의 첫 면담으로, 환자의 현 상태, 병기, 과거 병력 및 치료 기록을 검토하며 외래 진료와 신체 진찰 등이 이루어진다. 담당 의사는 환자 상태를 바탕으로 중입자 치료의 시행 여부, 치료 범위, 치료 일정 등을 결정한다. 이 과정에서 담당 의사는 중입자 치료의 개념, 치료 목적, 진행 과정, 기대 효과, 그리고 부작용에 대해서 설명한다. 또한 필요에 따라 추가적인 영상 검사를 시행하기도 한다.

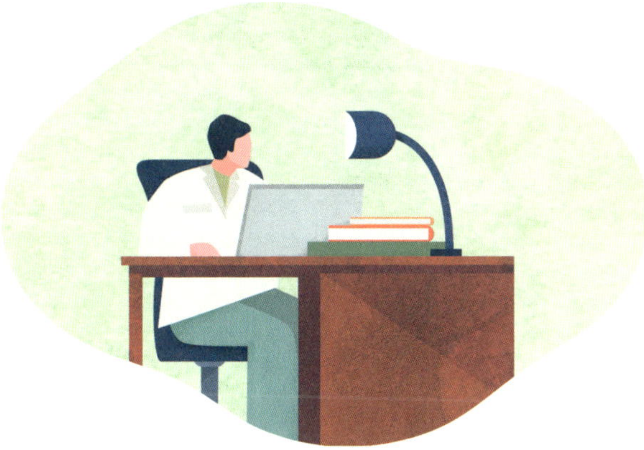

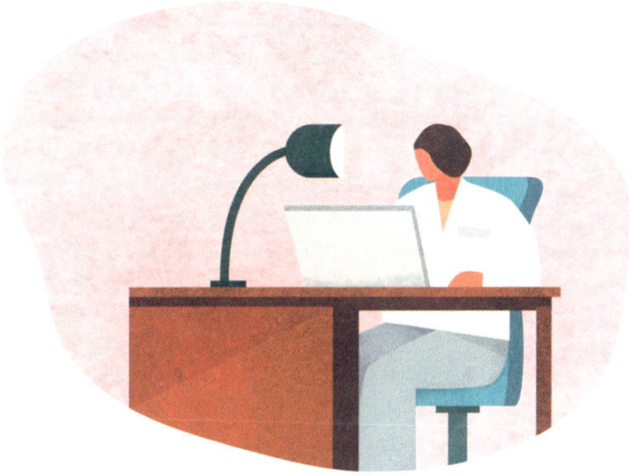

2. 방사선종양학과 간호사 상담

환자는 진료 후 방사선종양학과 간호사로부터 중입자 치료 과정, 예상 부작용, 그리고 치료 중에 발생할 수 있는 신체적 변화에 대해 더 자세한 설명을 듣는다. 그 외에도 치료 중에 필요한 건강 관리, 증상 및 부작용 관리, 생활 습관에 대한 상담이 이루어진다. 앞으로의 치료 일정과 진행 과정을 안내한 후, 치료에 대한 동의서를 작성한다.

3. 고정기구 제작/호흡 확인 등

중입자 치료는 정밀하고 섬세한 치료를 위해 치료 부위에 따라 추가적인 장치나 기구가 필요하다. 예를 들어, 전립선암의 경우 금침을 삽입하거나 전립선과 직장의 거리를 확보해 안전한 치료를 돕는 SpaceOAR이라는 물질을 삽입하는 과정이 필요하다. 또한 췌장암, 간암, 폐암과 같이 호흡에 따라 움직이는 장기에 발생한 암에서는 치료 중 종양의 위치를 정확히 파악하기 위해 스텐트, 금침, 클립 등을 삽입하는 과정이 필요할 수 있다. 이러한 과정은 일반적으로 고정기구 제작 전에 이루어진다. 이 내용은 암종별 설명에서 자세히 다룰 예정이다.

고정기구는 중입자 치료 중 환자의 신체를 일정한 위치에 고정하여 치료의 정확성을 높이고, 치료 부위의 재현성을 확보하는 데 필수적이다. 일반 방사선 치료에서도 고정기구가 사용되지만, 중입자 치료는 더 높은 정확성을 요구하므로 고정기구의 중요성이 더욱 크다. 특히 췌장암, 간암, 폐암 등 움직이는 장기의 암종 치료 시 호흡 주기에 따른 장기 움직임을 고려하여 치료 계획이 수립되며, 호흡 동조 치료를 통해 전체 호흡 주기 중 종양이나 정상 장기가 특정 위치에 있을 때만 방사선이 조사되도록 한다. 이를 위해 환자의 호흡 교육과 호흡 주기에 따른 영상 촬영 과정이 필요하며, 호흡 동조 치료의 자세한 내용에 대해서는 추후 별도 서술할 것이다.

4. 설계용 CT/MRI 촬영

설계용 CT/MRI 촬영은 중입자 치료 계획을 위해 정확한 해부학적 정보를 얻기 위한 단계이다. 치료 계획 수립을 위해 설계용 CT/MRI를 촬영하며, 이때 환자는 치료 중 신체를 고정할 목적으로 제작된 고정기구를 착용하고, 치료 시와 동일한 자세로 촬영을 진행한다. 또한 호흡 동조 치료가 예정되었을 때는 전체 호흡 주기에 따른 영상을 촬영하여 호흡에 따라 움직이는 종양과 정상 장기의 움직임을 정밀하게 파악한다. CT 촬영뿐만 아니라 동일한 자세로 MRI 촬영도 진행될 수 있는데, MRI는 CT보다 종양과 정상 조직의 구분이 더 명확하여 중입자 치료 시 정확한 치료 범위의 설정에 중요한 역할을 한다.

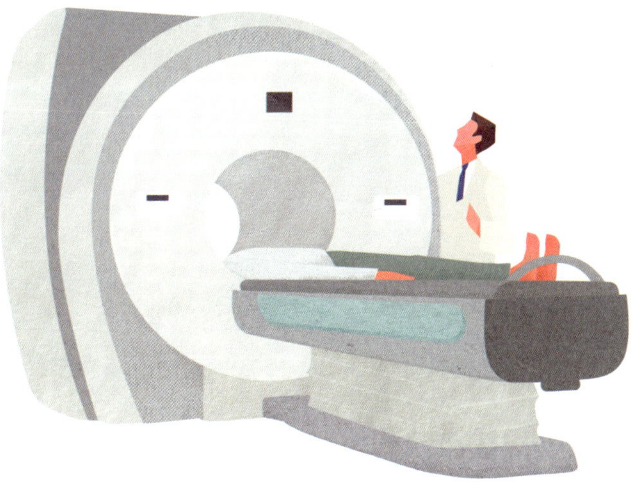

5. 종양 및 장기 도식화

종양 및 장기 도식화는 중입자 치료에서 목표 부위인 종양과 주변 정상 장기의 위치를 명확하게 구분하는 단계이다. 방사선종양학과 전문의는 설계용 CT 촬영으로 얻은 영상 자료를 바탕으로 여러 영상 자료를 참고하여 설계용 CT 영상에 치료 부위를 그리고(종양 도식화), 정상 장기도 구분하여 그린다(장기 도식화). 이후 종양 부위에 조사할 방사선량과 치료 횟수를 결정한다(방사선량 처방).

6. 치료 설계

치료 설계 단계에서는 방사선 물리학자와 전문의가 협력하여 방사선 빔의 방향, 에너지, 분포를 최적화한다. 이를 통해 종양에 필요한 방사선량을 정확하게 전달하면서도 주변 정상 조직을 최대한 보호하는 치료 계획이 수립된다. 이 과정에서 복잡한 알고리즘과 계산이 사용되며, 실제 종양과 정상 장기에 방사선이 어떻게 전달될지를 시뮬레이션하여 선량 분포를 확인한다.

7. 방사선량 측정 및 검증

방사선량 측정 및 검증은 설계된 치료 계획이 실제로 안전하고 정확하게 실행될 수 있는지를 확인하는 과정이다. 치료 전 팬텀(phantom)이라는 모형을 이용해 계획된 치료와 실제 방사선 치료 간의 일치도를 검증하며, 치료 중에는 환자에게 부착된 장치를 통해 실제 방사선 선량을 측정하여 계획과 비교하기도 한다. 이를 통해 치료가 계획대로 이루어지는지 확인하고, 안전성을 보장한다.

8. 중입자 치료

위의 과정을 거친 다음에 중입자 치료가 시작된다. 치료를 시작하기 직전에 환자는 고정기구를 이용하여 매번 동일한 자세로 눕게(혹은 엎드리게) 되고, 설계된 치료 계획이 환자의 몸과 정확히 일치하는지 확인하기 위해 엑스레이 영상을 촬영한 후 치료가 시행된다. 연세암병원에서는 중입자 치료를 주 4회 시행하고 있으며, 원발암의 종류와 치료 부위에 따라 총 치료 횟수는 달라진다. 치료 중에는 정상 장기의 위치를 확인하고, 정확한 중입자 치료를 위해 설계용 CT 촬영이나 치료 계획의 재설계가 필요할 수도 있다. 치료 횟수 및 치료 시행 과정에 대해서는 각 암종의 내용을 다룬 장에서 더 자세히 설명할 것이다.

위와 같이 중입자 치료는 환자에게 최선의 치료를 전달하기 위해 전문적인 지식을 지닌 다수의 의료진이 여러 단계를 거쳐 많은 노력을 쏟고 정밀한 검증을 한 후 치료를 진행한다.

중입자 치료, 이것이 궁금합니다!

환자들은 중입자 치료에 대해 어떤 것을 알고 싶어 할까? 환자들이 많이 질문하는 내용과 그에 대한 답변을 들어 보자.

중입자 치료를 하면 항암약물 치료를 안 받아도 되나요?

중입자 치료를 받는 중이라도 항암약물 치료가 필요하다면 반드시 받아야 한다. 암 치료는 크게 국소적 치료와 전신적 치료로 나뉘는데, 국소적 치료는 특정 부위의 암을 제거하거나 치료하는 방법이다. 여기에는 수술, 중입자 치료, 일반 방사선 치료, 경동맥 색전술, 고주파 소작술 등이 포함된다. 반면, 전신적 치료는 약물이 혈관을 통해 온몸을 돌며 전신의 암세포를 억제하는 방법으로 일반적으로 항암약물 치료라고도 불리며 항암화학 치료, 면역항암 치료, 표적 치료, 호르몬 치료 등이 이에 속한다.

국소적 치료와 전신적 치료는 각각 다른 역할과 한계가 있기 때문에 서로를 대체할 수 없다. 국소적 치료인 중입자 치료는 해당 부위의 암을 효과적으로 사멸시키거나 억제할 수 있지만, 전신적 치료인 항암약물 치료의 역할을 대신할 수 없다. 따라서 중입자 치료를 시행하더라도 전체적인 암의 상태나 치료 반응에 따라 전신적 종양 재발이나 전이를 막기 위해서 필요한 경우에는 꼭 항암약물 치료를 시행해야 한다. 즉, 중입자 치료를 받는다고 해서 항암약물 치료를 하지 않아도 되는 것은 아니며, 주치의와 상의하여 최적의 치료 방침을 결정해야 한다.

원격 전이된 암도 중입자 치료를 할 수 있나요?

원격 전이는 원발암이 발생한 부위를 떠나 해부학적으로 다른 부위로 이동한 상태를 의미한다. 암은 처음에는 원발 부위에만 작게 존재하지만, 병기가 진행하면서 점점 커지고 근처 림프절로 전이되기도 한다. 이 정도까지를 보통 국소적 병기라고 한다. 하지만 이 단계를 넘어서면 혈관이나 림프관을 통해 암세포가 전신으로 퍼지게 되고, 다른 부위에 정착해 자라면 이를 원격 전이라고 부른다. 이때부터는 전신적 병기, 즉 흔히 말하는 4기 암으로 분류된다.

원격 전이가 발생한 시점에는 이미 보이지 않는 암세포들이 전신에 퍼져 있다고 보는 것이 합당하다. 따라서 원격 전이가 있는 암에서는 전신적 치료가 필수적으로 필요하다. 이 시점에는 보이는 종양에 대한 국소적 치료보다는 전신적 치료의 성공 여부가 환자의 예후를 결정짓는 가장 중요한 요소가 된다.

중입자 치료와 같은 국소적 치료가 아무리 성공적으로 이루어져도, 전신적 치료가 효과가 없으면 암은 계속 진행된다. 반대로, 국소적 치료를 하지 않더라도 전신적 치료가 효과적이면 암은 사라지거나 최소한 진행이 멈출 수 있다. 예를 들어, 위암 수술을 위해 수술방에서 배를 열었는데, 이미 여러 곳에 암이 퍼져 있어 수술을 진행하지 않고 닫은 경우를 들어 본 적이 있을 것이다. 영상으로는 확실하지 않아서 수술을 시도했지만, 배를 열어 보니 4기 암이 확인되어 국소적 치료(수술)를 하지 않은 것이다. 물론 원발암의 종류, 병기, 이전 항암제 치료에 대한 반응 등 여러 요인에 따라 예외도 존재하며, 4기 암에서도 국소적 치료가 도움이 되는 경우도 있다. 하지만 중입자 치료는 비용과 특수성을 고려했을 때, 4기 암에서 일반적으로 권유되지 않으며, 일반 방사선 치료로도 충분히 원하는 치료 효과를 얻을 수 있는 경우가 많다. 정확한 치료 계획은 전체적인 병의 상태를 고려해 주치의와 상의하

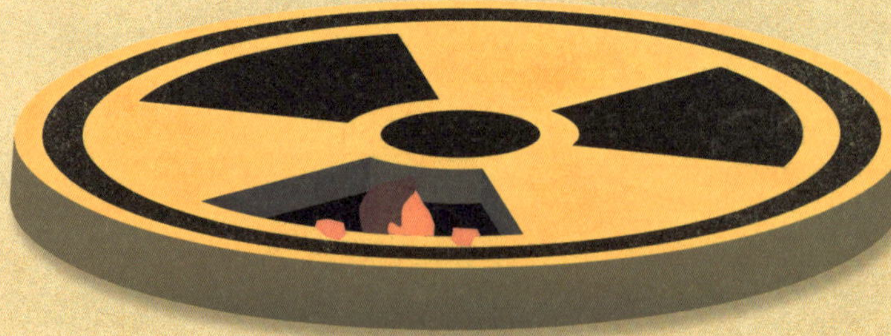

는 것이 중요하다.

기존에 방사선 치료를 받았다면 중입자 치료가 불가능한가요?

우리 몸의 장기와 기관은 각기 허용되는 방사선량이 정해져 있으며, 이를 초과하면 부작용이 발생할 수 있다. 암세포에 방사선을 조사할 때 인접한 정상 장기도 어느 정도 방사선을 받을 수밖에 없기 때문에, 방사선 치료 시 정상 장기에 들어가는 방사선량을 모두 계산하여, 보통 한계 방사선량보다 낮게 안전하게 치료를 진행한다. 하지만 동일한 부위에 여러 번 방사선 치료를 받으면, 정상 장기가 받은 방사선량이 누적되어 정해진 기준을 초과할 위험이 있다.

중입자 치료도 방사선 치료의 일종이기 때문에 이러한 한계 방사선량의 영향을 받게 된다. 따라서 이전에 방사선 치료를 받았던 부위에 다시 중입자 치료 시행 여부를 결정해야 하는 경우에는 여러 가지를 신중하게 고려해야 한다. 치료 부위, 이전 방사선 치료 시기, 조사된 방사선량 등에 따라 중입자 치료가 가능할 수도 있고 불가능할 수도 있다. 정확한 가능 여부는 이전 방사선 치료 기록을 바탕으로 연세암병원 중입자치료센터 방사선종양학과 전문의의 판단에 따라 결정된다.

중입자 치료는 모든 경우에 일반 방사선 치료보다 우월한가요?

중입자 치료는 일반 방사선 치료나 양성자 치료보다 우월한 점이 분명히 존재한다.

첫째, 중입자는 일반 방사선 치료에서 사용하는 광자나 양성자 치료에서 사용하는 양성자보다 생물학적 효과비(Relative Biological Effectiveness, RBE)가 높다. 생물학적 효과비가 높다는 것은 세포에 전달하는 에너지 밀도가 더 크다는 의미로, 암세포 내 DNA에 큰 손상을 입혀 더 많은 암세포를 사멸시킬 수 있다. 또한 중입자는 산소 의존성이 적어 저산소증이 동반된 방사선저항성 종양에서도 효과적일 수 있다. 둘째, 중입자는 브래그 피크(Bragg Peak)라는 특성을 지니고 있다. 이 현상은 중입자가 조직을 통과할 때 일정한 에너지를 방출하다가 특정 지점에서 갑자기 에너지를 집중적으로 방출하는 것이다. 이로 인해 종양 위치에 정확하게 높은 방사선량을 집중적으로 전달할 수 있으며, 주변의 정상 조직에는 적은 방사선이 들어가 부작용이 최소화된다. 하지만 중입자 치료가 모든 경우에 필요한 것은 아니다. 특정 암종에서는 일반 방사선 치료만으로도 충분히 큰 치료 효과를 얻을 수 있다. 이 경우, 비용 부담이 훨씬 적고 부작용도 적기 때문에 굳이 중입자 치료를 선택할 필요가 없다. 따라서 연세암병원 방사선종양학과 전문의와 상세한 면담을 통해 중입자 치료가 가능한지와 더불어 필요 여부에 대해서도 논의해야 한다.

지금까지 중입자 치료의 개략적인 진행 과정에 대해 알아보았다. 다음 장에서부터는 개별 암종의 중입자 치료에 대해 좀 더 자세한 내용을 다룰 것이다.

04

연세암병원에서 처음으로 시작한 전립선암 중입자 치료

금웅섭 연세암병원 중입자치료센터 교수(방사선종양학과)

이익재 연세암병원 중입자치료센터 교수(방사선종양학과)

위찬우 연세암병원 중입자치료센터 교수(방사선종양학과)

조재호 연세암병원 중입자치료센터 교수(방사선종양학과)

전립선암은 전 세계적으로 남성에게 발생하는 가장 흔한 암종이며, 남성의 암에 의한 사망 원인 가운데 5위를 차지할 정도로 중요한 암종이다. 국내에서도 고령화와 서구화된 식습관 및 생활 습관 등에 따라 해마다 그 빈도가 지속적으로 증가하고 있다. 2023년 예측치에 따르면 약 2만 3,000명의 남성이 새롭게 전립선암으로 진단되어 전립선암이 국내에서도 남성 암 1위가 될 것으로 전망되고 있다.

전립선암 방사선 치료의 역사

전립선암은 80~90%가 뼈나 다른 장기에 전이가 없는 국소 전립선암으로 진단되기 때문에 대기 관찰 요법 또는 능동 감시(Active Monitoring)의 대상이 아닌 환자에게는 수술이나 방사선 치료와 같은 국소 치료가 매우 중요하다. 방사선 치료와 수술은 치료 효과 측면에서 큰 차이가 없고 발생할 수 있는 부작용의 종류가 다르다고 알려져 왔다. 방사선 치료는 방사선원의 위치에 따라 외부방사선 치료와 내부방사선 치료(근접방사선 치료, Brachytherapy)로 분류되기도 하며 사용하는 방사선의 종류에 따라 X선 치료, 양성자 치료, 중입자 치료 등으로 분류되기도 한다. 전통적으로 전립선암에는 X선을 이용한 외부방사선 치료(세기조절 방사선 치료)가 가장 널리 사용되어 왔으며, 기술의 발전에 힘입어 전립선암에 안전하게 조사할 수 있는 방사선의 선량 역시 지속적으로 증가해 왔다. 이와 더불어 아시아와 유럽의 몇몇 국가, 특히 일본과 독일에서는 양성자보다 무거운 '중입자(重粒子)'를 사용한 중입자 치료도 전립선암에 적용해 왔다.

전립선암 방사선 치료의 일반 원칙

전립선암은 진단과 동시에 병기, 조직 검사의 글리슨 점수, 전립선 특이항원(PSA) 수치에 따라 위험군을 나누게 된다. 수술적 제거 없이 방사선 치료를 받는 전립선암 환자는 일반적으로 저위험군일 경우 단독으로 방사선 치료를 받는다. 중등도 위험군 중 위험도가 더 높다고 보이는 환자와 고위험군 환자는 방사선 치료와 더불어 호르몬 요법(중등도 위험군 6개월, 고위험군 약 2년)을 함께 받게 된다.

전립선암에 중입자 치료를 시행하는 경우에도 호르몬 치료를 병합하는 원칙은 X선과 동일하다. 방사선 치료의 표적 범위 역시 위험군

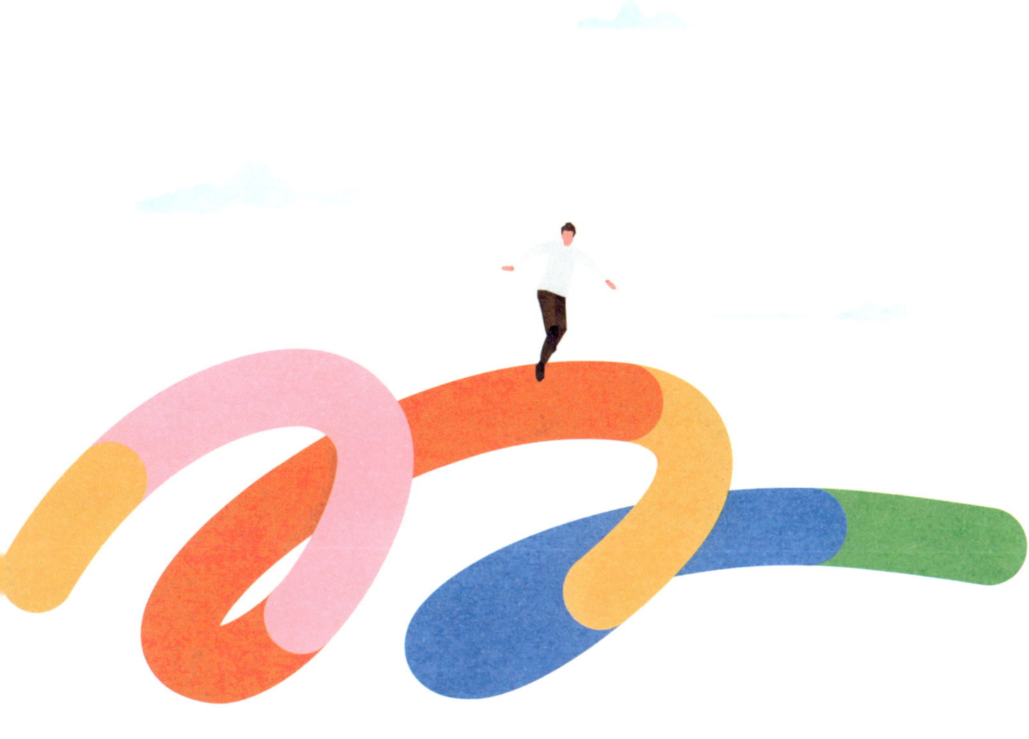

에 따라 전립선(+/-정낭)으로 국소적인 치료를 할 수 있으며, 림프절 전이의 위험도가 높을 것으로 예상되는 환자에게는 예방적 골반림프절 조사를 포함하는 전골반 방사선 치료를 할 수 있다. 중입자 치료만을 이용한 전골반 방사선 치료는 아직 전 세계적으로 시행되고 있지 않다.

그런데 전골반 방사선 치료를 통한 예방적 림프절 조사를 시행하지 않더라도, 일본에서는 여러 기관이 고위험군 역시 중입자 치료와 호르몬 요법의 병합을 통해 매우 우수한 성적을 보고하고 있다. 현재 이탈리아에서 X선을 이용한 전골반 방사선 치료와 전립선에 중입자를 이용한 추가 치료를 병합하는 치료법에 대한 임상시험이 진행되고 있다(NCT02672449).

연세암병원 중입자 치료의 시작

2023년 4월 28일 연세암병원 방사선종양학과에서 국내 최초, 전 세계에서는 15번째로 탄소 중입자 치료가 시작되었다. 그 첫 대상은 림프절 또는 원격 전이가 없는 국소 전립선암 환자였다. 연세암병원에 도입된 중입자 치료기는 전 세계 최초로 2개의 갠트리 치료실(Double Gantry System)과 1개의 고정빔 치료실로 구성되어 있다. 전립선암 환자들은 일반적으로 고정빔 치료실에서 좌우 방향의 빔을 번갈아 가며 조사받게 된다.

전립선암 중입자 치료의 장점

물리학적 장점

중입자는 말 그대로 양성자 치료에 사용되는 수소이온에 비해 무거운 질량을 갖는 입자를 말한다. 그중에서 암 치료에 가장 많이 사용되는 탄소이온은 6개의 양성자와 6개의 중성자로 이루어져 있어 같은 하전 입자인 양성자에 비해 6배 높은 전하를 띠고 있으며, 질량은 무려 12배가 무겁다. X선은 질량이 없으며 X선 치료의 매개체 중 하나인 전자에 비해서는 약 1,800배 무겁다. 탄소이온 외에 많이 사용되는 중입자로는 헬륨, 산소, 네온 등이 있다.

중입자는 이러한 특징 때문에 기존의 X선이나 양성자 치료와는 차별되는 여러 가지 물리학적, 그리고 생물학적 특성을 지닌다. 물리학적 특성 중 가장 대표적인 것이 곧 브래그 피크이다. 어느 특정 지점(방사선 치료의 경우 암 조직, 종양)에 멈추어 높은 에너지를 전달하고 아주 가파른 기울기로 에너지가 소멸되는 물리적 특성으로, 이는 양성자도 지닌 특징이다. 이러한 특징은 종양 뒤편에 있는 정상 장기를 보호할 수 있는 물리학적 배경이 된다.

다음으로 중입자의 대표적인 물리적 특성은 X선이나 양성자에 비해 방사선의 주행 방향 양옆으로 전달되는 불필요한 에너지(방사선 그림자, penumbra, 종양의 전달할 방사선량의 20~80%)가 적은 급격한 측면 감소(sharp lateral fall-off)를 보인다는 것이다. 이를 이용하면 실제로 전립선암 환자에게서는 중입자 빔의 좌우에 방광과 직장과 같은 정상 장기가 놓이게 되는데, 이에 조사되는 방사선량을 양성자에 비해 현격하게 줄일 수 있다([그림 4-1]).

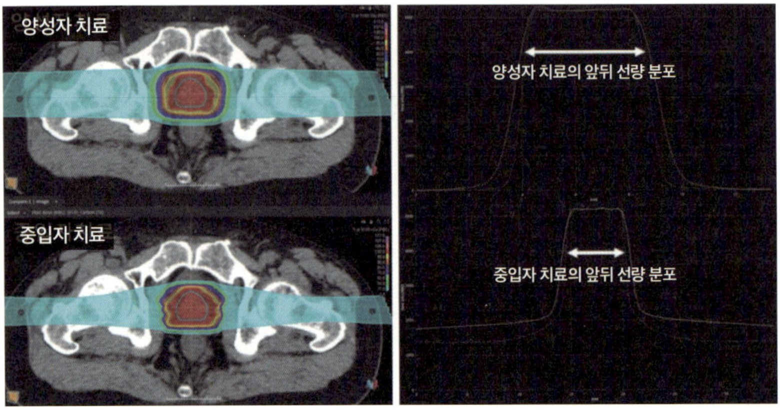

[그림 4-1] 양성자 치료와 중입자 치료의 전립선암 치료 계획 방사선량 분포 비교

생물학적 장점

중입자는 매우 무거운 입자를 이용하여 암세포의 DNA를 파괴하는 치료이다. 그러므로 단위 거리당 전달하는 에너지가 매우 높은 high LET(Linear Energy Transfer) 방사선으로 분류된다. 이에 따라 암세포의 DNA를 손상시키는 파괴력도 커져서 일반적으로 상대적 생물학적 효과비(Relative Biological Effectiveness, RBE)가 X선이나 양성자보다 훨씬 크다. X선과 양성자의 RBE를 1.0과 1.1이라고 했을 때 중입자의 RBE는 약 2~3 또는 그 이상으로(체내 깊이에 따라 달라질 수 있음) 생각하고 있다.

중입자 치료는 또한 산소의존도가 X선이나 양성자에 비해 낮다. 앞서 방사선의 DNA 손상 메커니즘에 산소가 관여하기 때문에 저산소증 암세포는 방사선저항성을 갖는다고 했는데, 중입자는 저산소증 암세포에서도 산소가 풍부한 경우와 비교하여 비슷한 살상능을 갖는 것으로 실험 데이터에 나타나고 있다. 실제 전립선암세포 역시 저산소증 세포가 많으며, 저산소증 세포가 많을수록 방사선 치료 이후 재발이 높음이 보고된 바 있으므로 이러한 방사선저항성을 갖는 전립선암세포에는 중입자가 더 효과적일 가능성이 있다. 또한 X선은 암세포가 활발하게 분열하는 특정 세포주기(G2/M기, 분열기)에서 큰 효과를 보이는 반면, 중입자 치료는 이러한 세포주기에 대한 의존도 역시 낮아 천천히 자라는 전립선암세포(G2/M기 외에 G1/S기)에도 큰 효과를 보일 잠재력이 있다.

전립선암 중입자 치료의 적응증과 치료 성적

현재 국내에서 중입자 치료가 전립선암 치료에 사용되는 경우는 림프절 전이나 원격 전이가 없는 국소 전립선암이면서 방사선 치료를 받지 못할 사유가 없고, 전립선 제거술을 받은 적이 없으며, 전립선암세포의 전립선 주변으로의 침범이 심하지 않은 경우라고 볼 수 있다. 주변 장기인 방광이나 직장을 침범했을 때는 일반적으로 적응증이 되지 않는다. 하지만 최근에는 1~5개의 소수 전이를 동반한 호르몬 반응성 전이성 전립선암(hormone-sensitive prostate cancer) 환자들에게도 방사선 치료 또는 수술과 같은 국소 치료의 중요성이 알려지기 시작하면서 전립선 중입자 치료의 적응증을 확대해 가는 것을 고려하고 있다. 방사선

종양학과 전문의와의 상담을 통해야 확실하게 적응증 여부를 판단할 수 있다.

현재까지 전립선암의 양성자 치료와 중입자 치료를 전향적으로 무작위로 비교한 임상 연구는 딱 한 개가 보고되었다. 독일의 하이델베르크에서 국소 전립선암 환자 92명을 대상으로 양성자 치료와 중입자 치료를 비교했는데, 두 치료법 모두 매우 낮은 급성기 독성을 보였지만 중입자의 독성이 통계적 유의성 없이 조금 더 낮은 것으로 보고되었고 급성기 삶의 질은 중입자 치료가 조금 더 우수한 것으로 나타났다(urinary symptom, p=0.026; bowel symptom, 0.046). 실제로 문헌 고찰을 통해 살펴보면 전립선암에서 중입자 치료의 2등급 이상의 후기 독성은 비뇨기계 4~7%, 위장관계 1~3% 정도로 X선을 이용한 세기조절 방사선 치료나 양성자 치료에 비해 더 낮으며, 보수적으로 보더라도 최소한 동등하다고 할 수 있다.

연세암병원에서는 전립선암에 대해 중입자 치료를 시행할 때 필요한 경우에 전립선과 직장 사이의 간격을 벌리는 hydrogel spacer (SpaceOAR System)와 전립선 표지자 금침을 삽입하는 시술을 하여 후기 직장 출혈을 더 줄이고, 치료실 안에서 정확한 전립선의 위치를 파악하여 치료하기 위해서 노력을 기울이고 있다.

일본의 중입자 치료 연구회(Japan Carbon-ion Radiation Oncology Study Group, J-CROS)의 임상 결과에 따르면, 중입자 치료를 받은 전립선암 환자의 5년 생화학적 무재발률(biochemical control)은 모든 위험군에 걸쳐 90% 이상으로 높게 보고되고 있다(<표 4-1>). 특히 고위험군에서도 골반 림프절을 예방적으로 치료하는 전골반 방사선 치료를 시행하지 않았음에도 불구하고(약 2년간의 호르몬 치료는 병행), 5년 생화학적 무재발률이 90% 이상으로 보고되었다. 기존 X선이나 양성자 치료의 고위험군에서 보고되던 70~80% 정도보다 더 향상된 수치이다. 방사선저항성을 갖는 전립선암세포를 효과적으로 파괴했기 때문이라고 생각해 볼 수 있다. 고위험군에서 중입자 치료 시행 후 10년 동안 전립선암으로 사망한 비율은 2%밖에 되지 않았다.

현재 일본 내에서 표준 선량인 51.6GyE(12회)로 치료한 경우 5년 후기 2등급 독성 비율은 비뇨기계 6%, 위장관계 0.4%로 매우 드물었고, 현재 국내에서도 해당 선량으로 치료를 진행하고 있다. 일본

<표 4-1> 전립선암 탄소이온 중입자 치료 5년 생화학적 무재발 생존율 및 부작용 빈도 결과

연구 (연도)	환자 수 (명)	중입자 치료 선량/횟수	위험군	5년 생화학적 무재발 생존율 (%)	만성 부작용
Ischikawa (Int J Urol. 2012)	927	63-66GyE/20fx 57.6GyE/16fx	저위험	90	3등급 이상 부작용: 0.1% (2등급 소화기: 1.6% 2등급 비뇨기: 6.1%)
			중등도위험	97	
			고위험	88	
Nomiya (Radiother Oncol. 2016)	2,157	63-66GyE/20fx 57.6GyE/16fx 51.6GyE/12fx	저위험	92	3등급 이상 부작용: 0% (2등급 소화기: 0.4% 2등급 비뇨기: 4.6%)
			중등도위험	89	
			고위험	92	
Sato (Cancer Sci. 2021)	256	51.6GyE/12fx (2024년 현재 국내 표준선량)	저위험	95	3등급 이상 부작용: 0% (2등급 소화기: 0.4% 2등급 비뇨기: 6.3%)
			중등도위험	91	
			고위험	91	

J-CROS에서는 1994년 총 20회 치료부터 안전성과 효과를 입증하며 현재 12회까지 치료 횟수를 줄이는 데 성공하였고, 최근 총 40GyE를 4회에 걸쳐 조사하는 프로토콜을 임상시험 중이다.

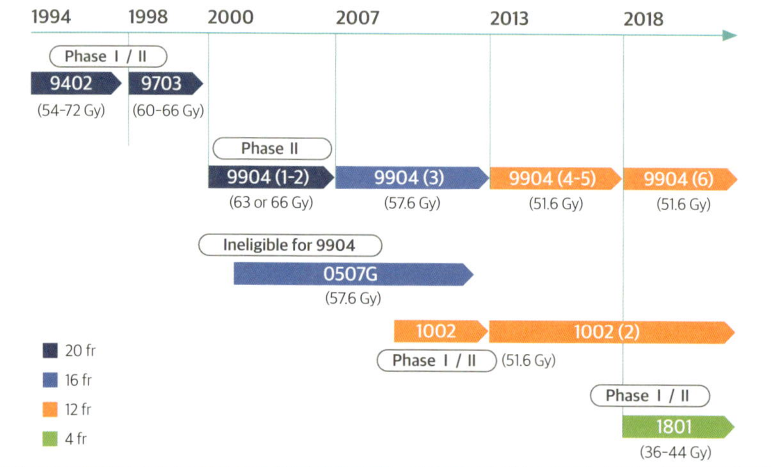

[그림 4-2] 일본 J-CROS 전립선암 중입자 치료 스케줄의 변천사

전립선암 중입자 치료의 과정

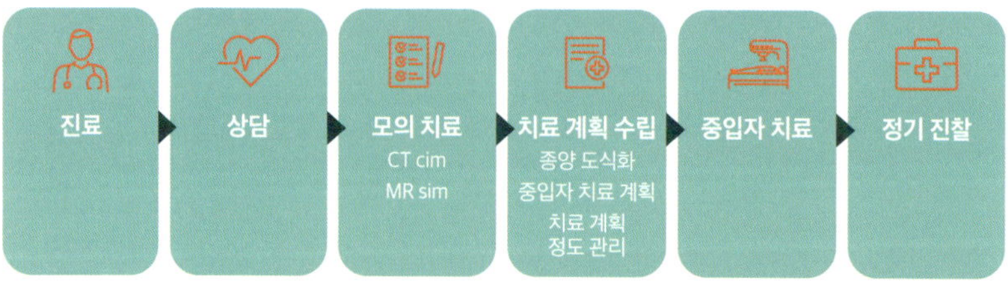

[그림 4-3] 중입자 치료 진행 과정

방사선종양학과 전문의 진료 및 간호사 상담

방사선종양학과 담당 교수진의 진찰을 받는다. 담당 의사의 진찰 후 중입자 치료 시행 여부, 치료 범위, 치료 일정 등 전반적인 사항이 결정되며, 환자는 치료의 목적과 진행 과정, 기대 효과 등에 대해 설명을 듣게 된다. 또한 방사선종양학과 간호사로부터 중입자 치료 과정과 부작용, 치료 전후 주의사항에 대한 설명을 듣는다. 이후에 치료에 대한 동의서를 작성한다.

SpaceOAR 하이드로겔 삽입 및 전립선 표지자 삽입 시술

전립선암 중입자 치료 시, 치료 정확도 향상과 부작용 최소화를 위해 본격적인 치료 준비 시작 전 SpaceOAR 하이드로겔 삽입 및 전립선 표지자(Fiducial Marker) 삽입 시술이 필요할 수 있다.

• SpaceOAR 하이드로겔 삽입 시술

SpaceOAR 주입 시술의 목적은 무엇인가?

전립선은 직장에 맞닿아 있어 암 치료를 위한 고용량의 방사선 조사 시 인접한 직장에도 영향을 주어 직장 출혈, 혈변 및 만성염증 등의 부작용이 발생할 위험이 있다. 따라서 본 시술은 전립선암 방사선 치료나 중입자 치료 시 발생할 수 있는 직장 부작용을 최소화하기 위해 전립선과 직장 사이에 '방사선 장해 방어용 기구'인 SpaceOAR 하이드로겔을 주입하여 일시적 공간을 만드는 시술이다([그림 4-4]).

SpaceOAR은 무엇인가?

SpaceOAR 하이드로겔(polyethylene glycol(PEG) based)은 생체 흡수성 의료기기로, 직장에 조사되는 방사선량을 줄여 장기 손상 및 관련 합병증을 감소시킬 수 있다. SpaceOAR 하이드로겔 성분은 대부분 물로 이루어져 있고, 삽입 후 3개월 정도 유지되다 서서히 몸속에서 흡수되고 생분해되어 보통 3~4개월 이후 소실된다.

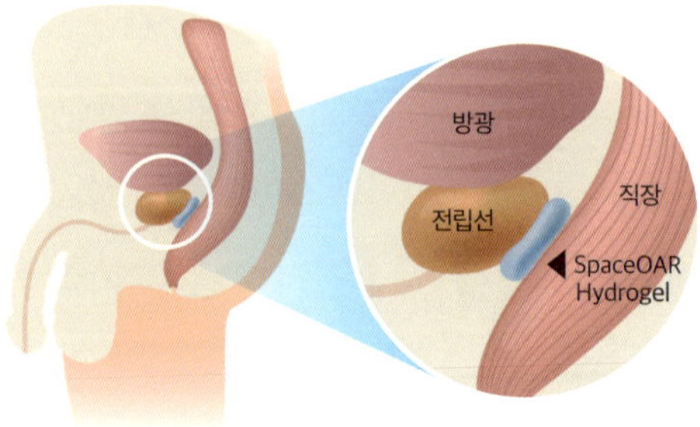

[그림 4-4] SpaceOAR 삽입 부위

SpaceOAR 삽입 시술은 어떻게 시행되나?

SpaceOAR 하이드로겔은 마취(일반적으로 국소 마취) 후 주사기 바늘을 회음부로 넣어 삽입한다. 정확한 시술을 위해 직장으로 초음파 프로브를 삽입하여 초음파 화면을 보면서 바늘의 위치를 확인한다. 회음부로 삽입한 주삿바늘을 통해 식염수를 주입하여 전립선과 직장 사이에 작은 공간을 생성하고, 생성된 공간에 SpaceOAR 용액을 주입한다. 용액이 반고체화되는 과정을 관찰하면서 하이드로겔이 계획된 위치와 모양으로 생성되었는지 확인 후 시술을 마무리한다. 필요시 중입자 치료 정확도 향상을 위해 전립선 표지자도 삽입될 수 있다. 시술 시간은 30분 정도 소요되나 개개인의 전립선 모양, 직장 등 주변 장기의 해부학적 위치 등에 따라 달라질 수 있다. 당일 외래 또는 입원하여 진행될 수 있다.

SpaceOAR 삽입 후 부작용은?

SpaceOAR 하이드로겔 관련 보고된 부작용은 시술 1,000건에 0.6건 정도로 매우 드문 수준이다. 시술 후 잠재적으로 발생할 수 있는 부작용은 통증, 국소 염증반응, 감염, 요정체, 점막 손상, 궤양, 출혈, 변비, 절박뇨, 알레르기 반응, 색전증, 누공, 천공, 실신 등이 있다.

SpaceOAR 삽입 후 주의사항은?

SpaceOAR 삽입 후 일시적으로 국소 마취 주사 부위와 삽입부에 통증을 느낄 수 있고, 약간의 묵직함을 느낄 수 있으나 전반적으로 오래 지속되는 큰 불편은 없다. 대개 증상이 생겨도 심각한 문제가 생기지 않지만, 증상이 빨리 없어지게 하고, 증상의 예방을 위해 다음의 주의사항을 지키는 것이 좋다. 시술 직후에는 활동을 자제하고 휴식을 취하며 수분을 충분히 섭취하도록 한다. 미온수를 받아 약 2~3분간 음낭과 항문 부위에 좌욕을 시행하는 게 도움이 될 수 있다. 2~3일은 딱딱한 부위에 오래 앉아 있거나 모서리에 걸터앉는 등 회음부에 큰 압력이 가해지지 않도록 한다. 삽입술 이후, 안내받은 고정기구 제작 및 설계용 CT/MRI 일정에 맞춰 내원하면 된다.

● 전립선 표지자 삽입 시술

전립선 표지자 삽입 시술은 무엇인가?

전립선 표지자 삽입술이란 특수 기구를 사용하여 전립선 내에 표지자를 삽입하는 시술이다. 표지자 삽입 시 체부정위 방사선 치료, 중입자 치료 등을 더욱 정확하게 시행할 수 있다. 전립선 방사선 치료 시 치료 자세 및 직장, 방광의 용적에 따라 전립선 위치에 변화가 있을 수 있으며 치료 중 전립선의 체적도 변화가 있을 수 있다. 따라서 치료의 정확도 향상을 위해 치료 시작 전, 경직장 초음파를 이용하여 전립선 내에 2개의 금침 표지자(gold fiducial marker)를 삽입한다. 매 치료 전 영상유도 장치를 통해 표지자의 위치를 확인한 후 좌표 오차를 보정하여 계획한 선량을 치료 부위에 정확히 전달한다([그림 4-5]).

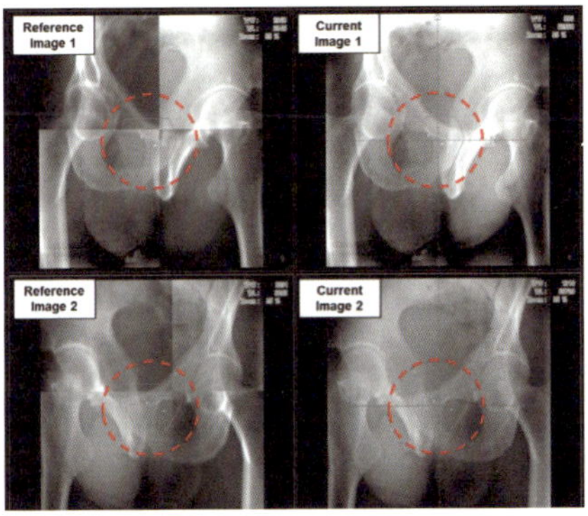

[그림 4-5] 표지자를 이용한 영상유도 치료

전립선 표지자 삽입 시술은 어떻게 시행되나?

전립선 표지자는 국소 마취 후 주사기 바늘을 회음부로 넣어 삽입한다. 정확한 시술을 위해 직장으로 초음파를 삽입하여 초음파 화면을 보면서 전립선 상태와 바늘의 위치를 확인한다. 시술 시간은 약 20~30분 소요되며, 보통 SpaceOAR 삽입 시술 시 함께 시행된다.

전립선 표지자 삽입 후 부작용은?

혈뇨, 혈변, 발열, 오한, 배뇨 곤란, 요정체, 배뇨통, 골반 통증, 혈정액증 등의 증상이 생길 수 있다. 대개는 3~7일 정도면 이러한 증상이 사라지나 길면 2주 정도까지 지속될 수 있다. 드물지만 시술 부위의 염증 및 이로 인해 패혈증 등이 발생하여 입원 및 추가 치료(정맥 항생제 투여, 치골 상부 방광루 유치술) 등이 필요한 경우도 있다.

방사선 치료 계획용 CT 및 MRI 모의 촬영(Simulation)

치료 계획을 세우기 위해 방사선종양학과 내에서, 치료 부위에 대한 설계용 특수 CT 및 MRI를 시행하게 된다. 중입자 치료 시에는 일반 방사선 치료보다 더욱 정교한 전신 고정기구가 필요하며, 정확한 치료를 위해 더욱 복잡한 치료 준비 과정을 거쳐야 한다. 움직임을 최소화하고 매 치료 시 환자의 자세를 동일하게 유지하기 위해, 영상 촬영 전 고정기구 제작 과정이 시행된다. 고정기구 제작과 설계용 CT 영상 촬영 후 동일한 자세로 치료 부위에 대한 설계용 MRI 영상을 촬영하게 된다. 전립선 치료 시 일정한 양의 소변을 참거나(약 1.5~2시간) 변 완화제 복용, 관장 등의 전처치가 필요할 수 있다.

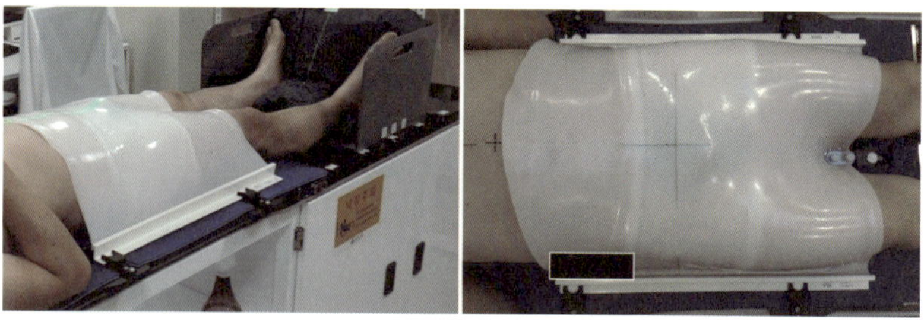

[그림 4-6] 전립선암 중입자 치료 고정기구 제작 예시

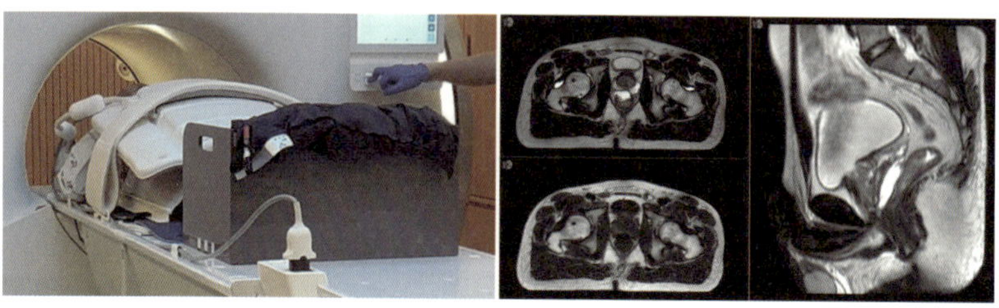

[그림 4-7] 전립선암 중입자 치료 시 설계용 MRI 영상 촬영

방사선 치료 계획

방사선종양학과 전문의가 모의 치료 영상에 치료 부위를 그리고 (종양 도식화), 조사할 방사선량과 치료 횟수를 결정한다. 가장 효과적인 치료를 위해 그림을 3차원으로 재구성하여 방사선 조사 방향을 결정하기도 한다. 실제 종양부, 주변부에 방사선량이 얼마만큼 조사되는지 선량 분포를 확인한다. 치료 계획 수립 후, 계획된 방사선 치료 계획이 정확하고 안전하게 환자에게 시행될 수 있는지 확인을 위해 실제 치료 전 '팬텀'이라는 가상 인형에 중입자 치료 빔을 조사하고 확인하는 과정을 거친다. 중입자 치료 계획에는 일반적으로 약 1~2주 정도 시간이 소요된다.

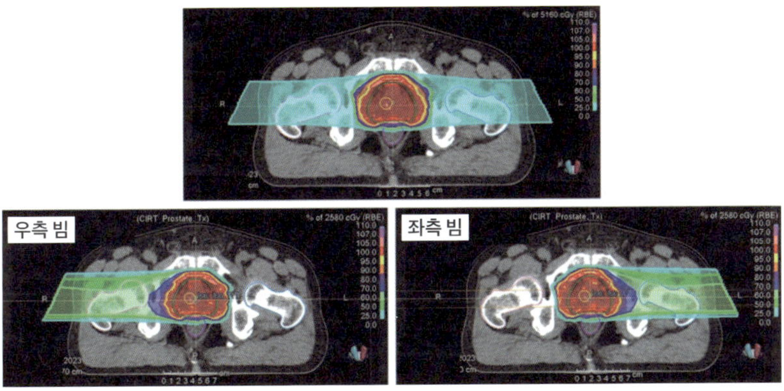

[그림 4-8] 전립선암 중입자 치료 계획 실제 예시

중입자 치료 시행 및 추적관찰

방사선 치료 계획에 따라 중입자 치료가 진행되며 치료 시간은

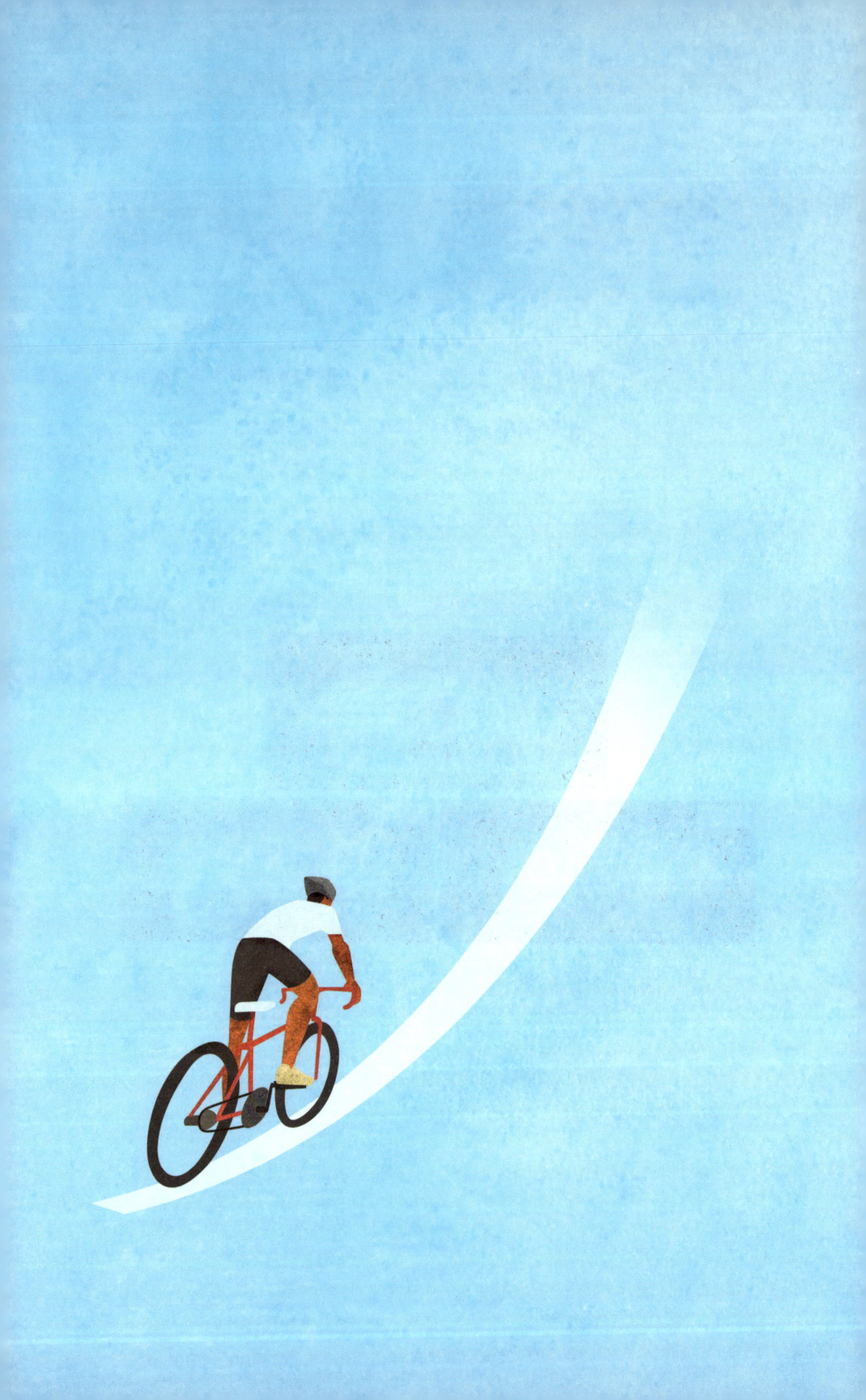

1회당 20~30분이다. 실질적으로 중입자 치료 빔이 나가는 시간은 2~3분 정도이며, 대부분 자세를 잡고 준비하는 데 시간이 소요된다. 정밀함이 요구되는 치료인 만큼 방광의 소변량 또는 장내 가스의 양과 변화에 따라 몇 시간의 대기가 발생하는 경우도 생긴다.

전립선 중입자 치료는 현재 총 12회(총 선량 51.6GyE)로 시행되고 있는데, 화요일부터 금요일까지 매일 1회씩 치료를 받게 된다. 고정 빔을 이용한 전립선 중입자 치료 시 1회 치료에 좌우 빔 중 한 방향의 빔씩, 매일 교대로 치료가 시행된다. 매 치료는 설계용 영상 촬영할 때와 동일한 고정기구 착용, 소변 참기 후에 진행된다. 치료 전 방광 초음파를 통해 소변량을 확인한 후 치료에 적절한 상태라고 판단되면 치료를 시행한다. 치료 중 경과 확인을 위한 CT 영상 촬영이나 설계 변경 과정이 추가될 수 있다.

치료 중 1~2주마다 방사선종양학과 주치의와 외래 면담이 이루어진다. 진행 중인 중입자 치료에 대한 설명을 듣고, 치료 관련 반응과 부작용 등을 상의하고 필요한 처방을 받을 수 있다. 필요시 혈액검사, 영상 촬영을 하기도 한다. 일반적으로 치료 기간에는 치료 결과를 알기 어려우며, 계획된 모든 치료의 완료 후 필요한 경우 일반적으로 1년 이내에 추적관찰 MRI를 촬영하게 되며, 경우에 따라서는 혈액검사(전립선특이항원 PSA 수치)를 통한 추적관찰만 진행할 수도 있다. 전문의 판단으로 필요한 경우에는 뼈 스캔이나 양전자 방출 단층촬영(PET) 검사가 추가될 수 있다.

전립선암 중입자 치료 시 발생할 수 있는 부작용

하복부에 중입자 치료를 했을 때 치료받는 부위에 영향을 주어 부작용이 나타날 수 있다. 전신적으로 작용하는 항암약물 치료와 달리 중입자 치료는 국소 치료로 치료 부위에만 효과와 부작용이 나타난다. 부작용은 중입자 치료의 선량 및 치료 기간에 따라 다를 수 있으며, 항암약물 치료를 병행한 경우 더 심하게 나타날 수 있다.

일반적인 방사선 치료 부작용

피로감

중입자 치료가 시작되면서 피로감과 쇠약감을 느낄 수 있다. 이러한 증상은 빈혈, 식욕 부진, 활동 부족, 우울, 불안 등이 복합적으로 작용해서 나타나는 것이다.

피부 변화

중입자 치료를 하고 나서 피부 변화가 생길 수 있다. 하지만 피부 손상은 치료 부위에만 일어나고, 치료 이외의 부위에는 나타나지 않는다. 피부의 건조, 붉어짐, 착색, 가려움 등이 있을 수 있으나 이러한 증상은 일반적인 방사선 치료에 비해 가볍게 나타난다. 전립선 중입자 치료를 할 때는 방사선 빔의 조사 방향에 따라 방사선이 들어가는 부위(양쪽 골반)에 피부 변화, 착색 등이 일시적으로 나타날 수 있다. 치료 종료 후에도 피부 착색이 다소 지속될 수 있지만 대부분 시간이 지날

수록 점차 원래 피부로 돌아오게 된다.

하복부 특이적 부작용

배뇨 양상 변화

요도와 방광, 전립선, 직장, 자궁에 중입자 치료를 받으면 소변을 볼 때 통증이 생길 수 있다. 빈뇨, 급박뇨, 야간뇨 등의 증상이 흔히 나타나곤 한다. 방광염이 생길 수 있으며 소변에 피가 섞여 나오기도 한다. 증상이 심할 때는 담당 의사의 확인 후 약 처방을 받아 복용한다. 커피, 홍차, 술, 담배 등은 증상을 악화시킬 수 있으므로 최대한 줄이는 것이 좋다.

직장염

직장의 염증으로 설사 또는 복통과 함께 변의를 자주 느끼거나 참기 어려운 증상으로 나타날 수 있으며 점액질의 분비물이 대변과 함께 나올 수 있다. 대부분은 치료 종료 후 2~3주 정도가 지나면 호전된다. 증상이 심할 경우 담당 의사와 상의 후 경과 관찰하거나 필요한 약을 복용하도록 한다. 또한 직장이 손상을 입을 가능성이 있고 이로 인해 혈변이 나올 수 있다. 대부분 치료하지 않아도 좋아지거나 약물 복용 등 가벼운 치료로 개선되지만, 직장경을 통한 지혈 치료 등의 처치가 필요할 수도 있다.

생식기능-성기능 변화

전립선암 중입자 치료 후에 성기능에 변화가 생길 수 있다. 중입자 치료와 함께 호르몬 치료를 병행하는 경우에는 호르몬 치료 중, 그리고 치료 종료 후에도 발기를 유지하는 데 어려움이 발생하기도 하는데, 담당 의사와 상의 후 필요한 경우 약을 복용하도록 한다. 치료 중에는 성관계를 피하는 것이 좋으며, 치료 종료 1개월 후부터 정상적인 성관계가 가능하다.

05

난치성 췌장암 환자의 희망, 중입자 치료

금웅섭 연세암병원 중입자치료센터 교수(방사선종양학과)
이익재 연세암병원 중입자치료센터 교수(방사선종양학과)
최서희 연세암병원 중입자치료센터 교수(방사선종양학과)

췌장은 상복부 중앙, 위와 십이지장 사이에 위치한 기관으로, 소화 효소와 호르몬을 분비하는 중요한 역할을 한다. 췌장에서 발생하는 암은 매우 치명적인 것으로 알려져 있으며, 진단이 늦어질수록 예후가 좋지 않은 경우가 많다.

췌장암의 특성

췌장암의 치명성은 여러 요인에서 기인한다. 첫째로, 췌장암은 초기 단계에서 뚜렷한 증상이 거의 없어 조기 진단이 어렵다. 환자가 느끼는 증상이 없거나 혹은 일반적으로 소화불량, 복부 통증, 체중 감소 등 비교적 일반적인 증상으로 나타나기 때문에, 많은 경우 암이 진행된 후에야 발견된다. 이러한 이유로 췌장암 환자 중 근치적 수술이 가능한 경우는 약 10~20%에 불과하다.

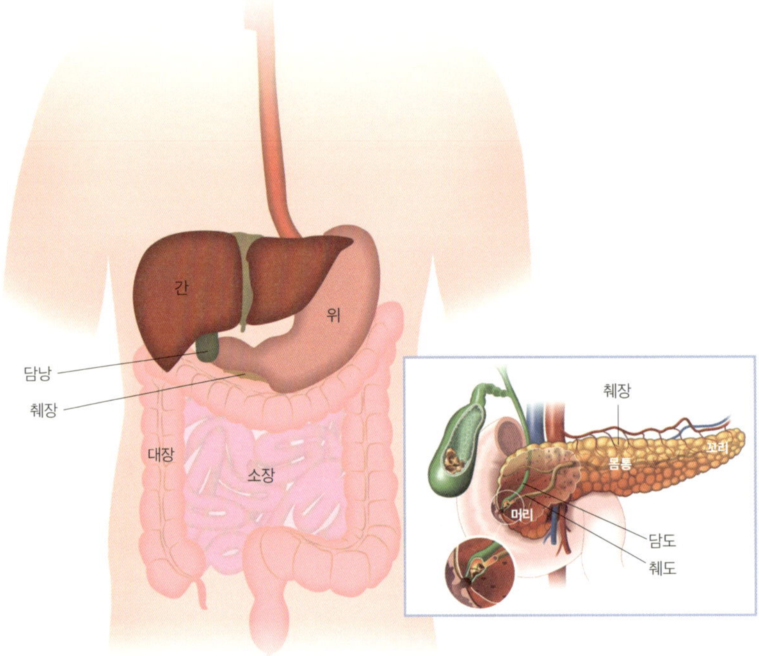

[그림 5-1] 췌장의 해부학적 위치

췌장암 치료의 어려움은 췌장의 해부학적 위치와 밀접하게 관련되어 있다. 췌장은 위, 십이지장, 소장, 대장, 간 등 주요 장기와 매우 가까이 있으며, 주변 혈관 및 신경과 밀접하게 연결되어 있다. 이러한 위치적 특성 때문에 종양이 발생하면 수술로 제거하는 것이 매우 까다롭다. 또한 종양이 자라면서 주변 장기나 혈관을 침범하고, 림프절 및 다른 장기로 빠르게 전이되는 경우도 많아 치료가 더욱 복잡해진다.

이러한 이유로 췌장암은 높은 사망률을 보이므로 효과적인 치료법을 찾는 것이 매우 중요하다.

췌장암 치료에 방사선 치료를 적용할 때도 까다롭게 고려해야 할 점들이 많다. 췌장은 방사선에 민감한 위, 십이지장 등의 정상 장기와 인접해 있어, 종양에 높은 양의 방사선을 조사했을 때 주변 정상 장기에 손상을 줄 우려가 있기 때문이다. 따라서 췌장암에 방사선 치료를 시행할 때는 치료 시행 여부 및 시점과 방사선 치료 기법, 치료 범위, 방사선 조사량 등을 매우 신중하게 결정해야 한다.

췌장암에서 방사선 치료의 역할

방사선 치료는 췌장암 치료에서 중요한 역할을 한다. 크게 다음과 같은 경우에 방사선 치료의 적용을 고려할 수 있다.

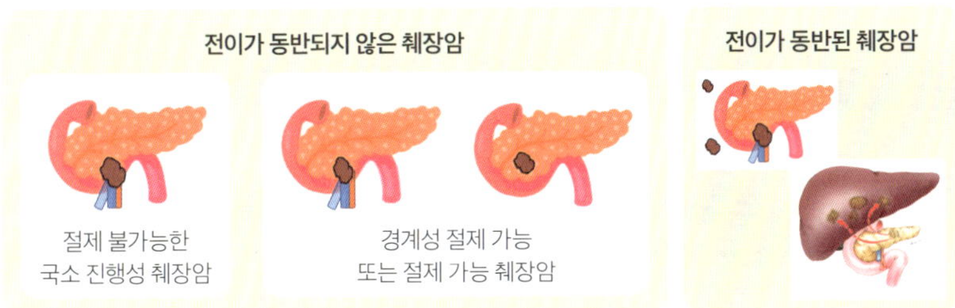

[그림 5-2] 질병 상태에 따른 췌장암 분류

절제 불가능한 국소 진행성 췌장암

절제 불가능한 국소 진행성 췌장암 환자에게 방사선 치료는 전신 항암약물 치료와 함께 종양의 크기를 줄이고, 성장을 억제하기 위한 목적으로 시행할 수 있다. 종양의 국소 제어를 통해 다른 부위로의 원격 전이 등 질병 진행률을 낮추고 생존 시간을 연장하는 데 도움을 줄 수 있다. 또한 이러한 치료는 통증, 폐색, 출혈 등의 증상을 완화해 환자의 삶의 질 향상에 기여할 수 있다.

경계성 절제 가능 또는 절제 가능 췌장암

경계성 절제 가능 또는 절제 가능 췌장암의 경우, 방사선 치료는 수술 전 선행 보조 치료로 중요한 역할을 한다. 방사선 치료를 통해 종양의 크기를 줄이면, 수술 성공률을 높일 수 있다. 특히 종양이 주요 혈관을 침범하거나 수술 시 위험이 큰 경우, 방사선 치료는 수술 전에 종양을 축소시켜 완전 절제 가능성을 높이는 데 중요한 역할을 할 수 있다. 또한 수술 후 국소 재발 위험이 큰 경우에도, 재발률을 낮추기 위해 보조적 방사선 치료가 시행될 수 있다.

증상 완화 목적

방사선 치료는 원발 종양이나 전이성 병변으로 인한 통증, 폐색, 출혈 등의 증상을 경감시키기 위해서도 사용된다. 이때 방사선 치료의 목적은 암을 완전히 제거하는 것이 아니라, 환자의 삶의 질을 유지, 개선하는 것이다. 방사선 치료를 통해 종양에 의한 증상을 줄이면, 환자는 더욱 안정된 상태에서 일상생활을 유지할 수 있다.

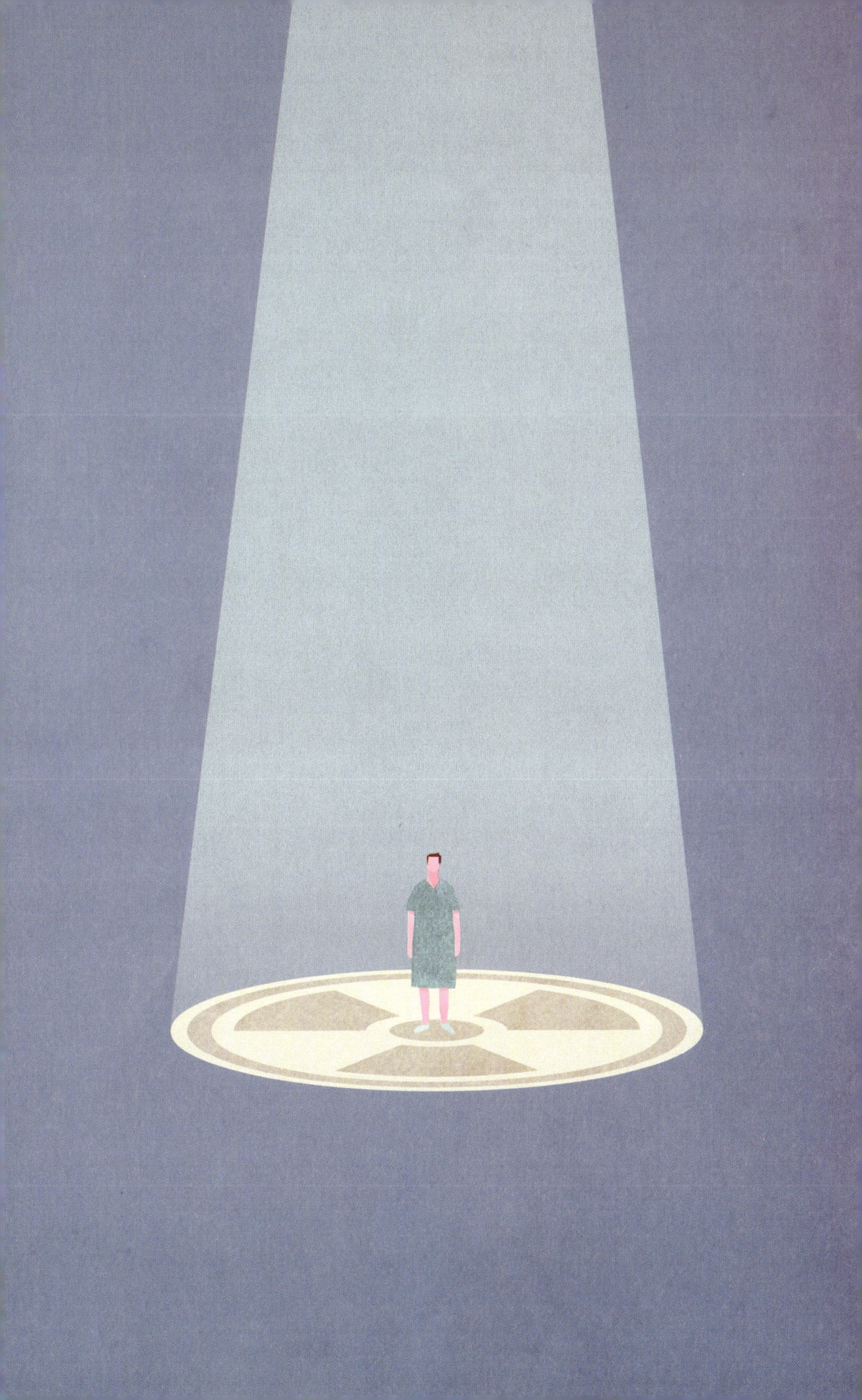

최근 방사선 치료 기술은 세기조절 방사선 치료(Intensity-Modulated Radiotherapy, IMRT), 영상유도 방사선 치료(Image-Guided Radiotherapy, IGRT), 호흡연동 방사선 치료(Respiratory-Gated Radiation Therapy) 등의 발전을 통해, 과거보다 더욱 향상된 치료 효과와 안전성을 제공하고 있다. 이러한 고정밀 방사선 치료는 정상 조직의 손상을 최소화하면서도 종양에 집중적인 방사선량을 전달할 수 있다. 이를 통해 환자는 더 나은 치료 결과와 함께 향상된 삶의 질을 기대할 수 있다.

방사선 치료는 통상분할 방사선 치료뿐만 아니라 소분할 방사선 치료와 체부정위 방사선 치료, 입자선 치료 등 다양한 방식으로 시행될 수 있다. 예를 들어, 통상분할 방사선 치료는 한 번에 1.8Gy 또는 2.0Gy의 방사선을 조사하며, 총 치료 기간이 5~6주에 걸쳐 이루어진다. 반면에 소분할 방사선 치료나 체부정위 방사선 치료는 최신 방사선 치료 기법을 활용하여 1회당 더 높은 방사선량을 조사하면서, 부작용을 높이지 않고 치료 기간을 1~2주 혹은 3~4주 등으로 단축할 수 있다. 이러한 치료 방식은 항암약물 치료나 수술 시기를 지연시키지 않으면서도 효과적인 치료를 가능하게 하여, 췌장암 치료에의 적용이 증가하고 있다. 이들 중 치료 위치와 목적에 따라 방사선종양학과 전문의의 판단에 따라 적절한 방식이 결정된다.

췌장암에서 중입자 치료의 적용

중입자 치료는 탄소이온을 이용해 높은 에너지를 종양에 집중적으로 전달하는 방사선 치료법이다. 이 치료법은 가속된 입자가 특정 깊이에서 에너지를 집중적으로 방출하는 '브래그 피크(Bragg Peak)' 현상을 이용하여 종양 부위에만 높은 방사선량을 전달하면서도, 주변 정상 조직의 손상은 최소화할 수 있다. 기존 방사선 치료와 비교했을 때, 중입자 치료를 통해서 주변 정상 장기에 들어가는 저선량의 방사선도 현저하게 줄일 수 있다는 장점이 있다. 이러한 특성 덕분에 중입자 치료는 췌장암과 같이 치료가 어려운 암종에서 중요한 치료 옵션으로 주목받고 있다.

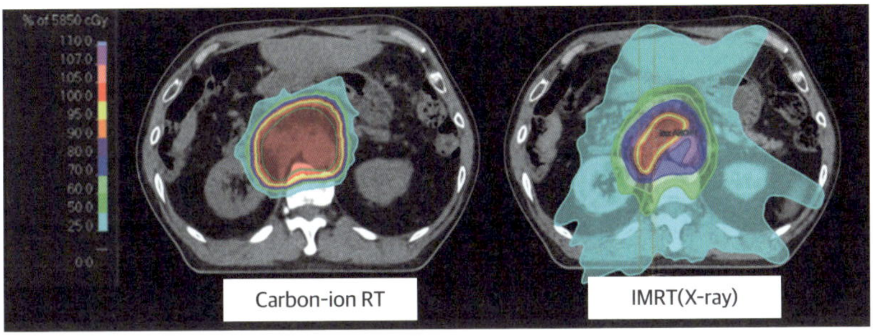

[그림 5-3] 중입자 치료 계획(왼쪽)과 X선 치료 계획(오른쪽) 비교 예시

중입자 치료는 주로 절제 불가능한 국소 진행성 췌장암 환자에게 시행될 수 있으며, 암세포를 효과적으로 제어하고 종양의 크기를 줄이는 데 도움이 된다. 이로 인해 생존 기간 연장과 삶의 질 개선을 기대할 수 있다. 또한 경계성 절제 가능 또는 절제 가능 췌장암 환자에게도 수술 전 종양의 크기를 줄여 수술의 성공률을 높이기 위해 중입자 치료가 고려될 수 있다. 이 외에도 수술이 어려운 전신 상태의 환자,

수술을 원치 않는 환자에게도 중입자 치료가 대안이 될 수 있다.

연세암병원에서 중입자 치료를 고려할 때는 다음과 같은 기준을 충족해야 한다.

첫째, 절제 가능, 경계성 절제 가능, 또는 국소 진행성 췌장암으로 확진을 받아야 한다. 둘째, 환자의 전신 상태와 기저질환을 고려했을 때 중입자 치료를 견딜 수 있는 건강 상태를 유지하고 있어야 한다. 셋째, 원격 전이가 없어야 한다. 넷째, 이전에 동일 부위에 X선 방사선 치료나 양성자 치료를 받은 적이 없어야 한다. 또한 중입자 치료 부위에 금속 삽입물이 없어야 하며, 종양이 위, 십이지장, 소장 등과 과도하게 인접하지 않은 경우여야 한다.

이러한 조건을 모두 충족할 때, 췌장암에서 중입자 치료가 고려될 수 있다. 하지만 전체적인 병의 경과와 환자의 상태를 고려했을 때, 전신 항암약물 치료나 다른 방사선 치료법이 더 적합한 경우도 있다. 따라서 전문 의료진이 중입자 치료가 가능한지, 그리고 이를 통해 충분히 안전하면서도 효과를 기대할 수 있는 상황인지를 면밀히 검토한 후, 중입자 치료 시행 여부를 신중하게 결정해야 한다.

췌장암 중입자 치료의 임상적 근거

췌장암은 기존 X선 방사선 치료에 저항성이 크고 전반적인 치료 성적이 낮은 암종으로, 더 효과적인 치료 전략이 필요하다. 중입자 치료는 췌장암 치료에서 더욱 향상된 성과를 기대할 수 있는 치료법으로 주목받고 있다.

현재까지 췌장암에서 중입자 치료는 주로 국소 진행성 췌장암 환자들을 대상으로 시행되어 왔으며, 여러 임상 연구에서 우수한 치료 성적과 안전성이 보고되었다. 그뿐 아니라 최근에는 절제 가능 혹은 경계성 절제 가능 췌장암에서도 중입자 치료를 통해 수술 성공률, 완전 절제율을 높이고 재발률을 낮추기 위한 시도가 이루어지고 있다.

절제 불가능한 국소 진행성 췌장암

절제 불가능한 국소 진행성 췌장암에서 전신 항암약물 치료와 함께 중입자 치료는 근치적 목적의 치료법 중 하나로 고려될 수 있으며, 종양 제어와 생존 기간 연장을 기대할 수 있다. 일본국립방사선의학종합연구소(NIRS)에서 시행된 전향적인 임상 연구에 따르면, 중입자 치료와 젬시타빈(gemcitabine) 항암제를 병용한 국소 진행성 췌장암 환자들의 2년 무진행 생존율이 83%에 달했으며, 2년 전체 생존율은 48%로 보고되었다. 일본 SAGA HIMAT 이온빔 센터에서 발표한 연구상에서도 중입자 치료를 받은 국소 진행성 췌장암 환자 64명의 2년 전체 생존율은 53%, 국소 제어율은 82%, 무질병 생존율은 23%로 보고되었다.

급성 부작용은 총 4건이었고 3도 혈액학적 변화, 3도 식욕 부진, 3도 위장관 궤양/출혈에 해당했으나 모두 회복되었고, 3도 이상의 후기 부작용은 한 건도 없었다. 이는 중입자 치료가 국소 진행성 췌장암에서 매우 효과적인 치료 옵션이 될 수 있음을 보여 준다.

일본 다기관 연구에서는 3개 일본 기관에서 중입자 치료를 받은

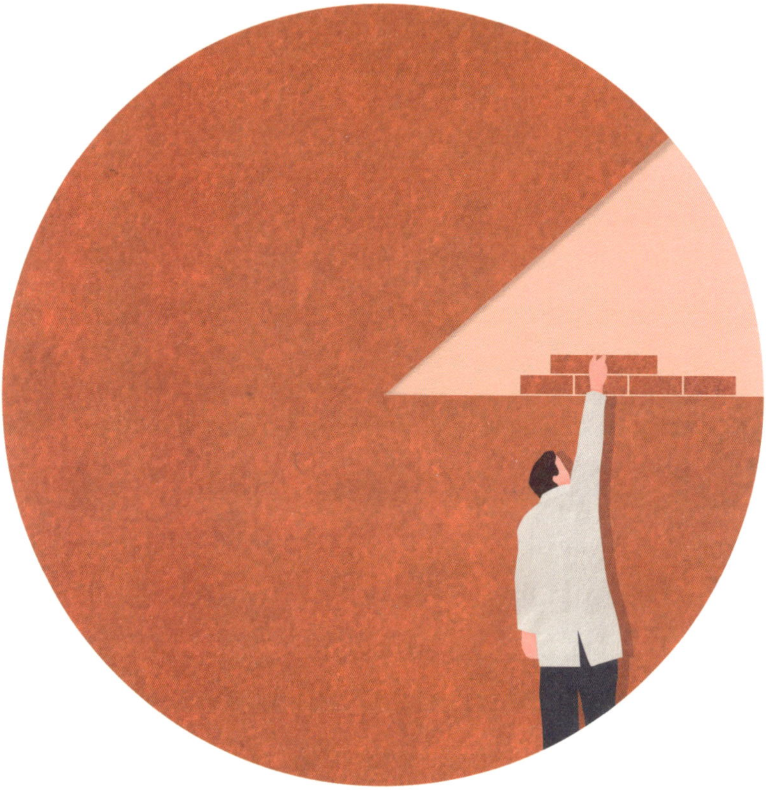

국소 진행성 췌장암 환자들의 2년 전체 생존율이 46%, 2년 국소 재발률이 24%로 나타났다. 후기 3도 위장관계 부작용은 전체 환자 중 1%에서만 보였고, 그 외에 심각한 부작용은 보고되지 않았다. 또한 군마(Gunma)대학병원 중입자치료센터가 보고한 문헌에는 중입자 치료와 항암제를 병용한 환자들의 2년 국소 제어율은 76.1%, 2년 전체 생존율은 56.6%로 보고되었으며, 이는 기존의 치료법과 비교해 매우 고무적인 결과이다. 이 연구는 중입자 치료가 전통적인 방사선 치료보다 종양 제어율과 생존율 향상 및 낮은 부작용 발생률 등의 측면에서 더 나은 결과를 낼 수 있음을 입증하며, 중입자 치료가 국소 진행성 췌장암 환자에게 중요한 역할을 할 수 있음을 의미한다.

경계성 절제 가능 또는 절제 가능 췌장암

경계성 절제 가능 또는 절제 가능 췌장암 환자의 경우, 중입자 치료는 수술 전 선행 보조 치료로서 중요한 역할을 할 수 있다. 이 치료의 주요 목적은 종양 크기를 줄여 수술을 할 수 있게 하거나 수술 성공률을 높이는 데 있다. 또한 수술 후 재발 위험을 줄이기 위해서도 중입자 치료가 고려될 수 있다.

일본국립방사선의학종합연구소(NIRS)에서 시행된 전향적 임상 연구에 따르면, 중입자 치료를 받은 경계성 절제 가능 또는 절제 가능 췌장암 환자 중 90% 이상에서 R0 절제(완전 절제)를 달성할 수 있었으며, 수술을 받은 환자의 5년 생존율이 52%에 달했다. 3도 이상의 급성 부작용은 3도 간독성 1건뿐이었고, 후기 부작용은 4도 간문맥 독성 1건뿐이었다. 이는 중입자 치료가 수술 전에 종양을 효과적으로 축소시키고, 환자의 생존 가능성 향상에도 기여할 수 있음을 시사한다. 다만, 추적관찰 시 65%의 환자에서 원격 전이가 확인되었다는 점을 고려할 때 전신 항암약물 치료 또한 매우 중요한 치료 옵션이다. 이후 확장하여 일본국립방사선의학종합연구소(NIRS)에서 진행된 2상 연구에서도 유사한 결과가 보고되었다.

중입자 치료 후 수술 가능한 상태로 전환된 환자 중 89%가 완전 절제를 받을 수 있었으며, 이들의 5년 국소 제어율은 92.3%, 5년 전체 생존율은 49%에 달한 것으로 보고되었다. 이러한 결과는 중입자 치료가 수술 전 치료로서 유망한 옵션임을 보여 준다. 중입자 치료는 수술의 성공률을 높이는 데 도움을 줄 뿐만 아니라, 수술 후 재발을 억제하는 데에도 기여할 수 있다.

췌장암 중입자 치료 진행 과정

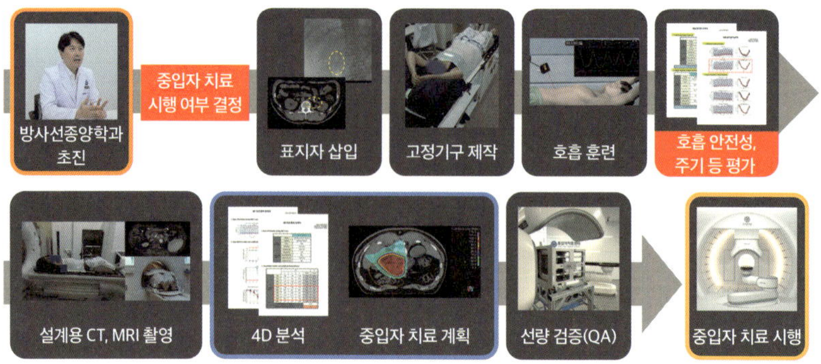

[그림 5-4] 췌장암 중입자 치료 진행 과정

1. 방사선종양학과 전문의 면담

중입자 치료의 첫 단계는 방사선종양학과 진료이다. 여기서 환자는 담당 교수진의 진찰을 받게 된다. 이 진찰 과정에서 중입자 치료 시행 여부가 결정되며, 치료 범위와 일정, 그리고 치료의 목적과 예상되는 효과에 대한 설명을 듣게 된다. 이를 통해 환자는 중입자 치료가 자신의 치료 과정에서 어떤 역할을 할 것인지, 그리고 치료를 통해 기대할 수 있는 결과가 무엇인지를 명확하게 이해할 수 있다.

2. 표지자 삽입

췌장암 중입자 치료를 받을 경우, 치료의 정확도를 높이고 부작용을 최소화하기 위해 표지자를 삽입하는 절차가 필요할 수 있다. 이 표지자는 플라스틱 스텐트, 금침, 클립 등의 형태로, 종양의 위치를 정확하게 파악하고 치료 중 방사선이 정확히 종양에 전달되도록 돕는다. 표지자 삽입은 본격적인 치료 준비 과정의 일부로, 이후 진행될 치료 계획 수립에 중요한 역할을 한다.

3. 호흡 훈련

췌장과 같은 호흡에 따라 움직이는 장기를 치료할 때는 방사선을 종양 부위에 정확히 조사하는 것이 매우 중요하다. 이를 위해 환자의 호흡 주기를 안정시키고, 종양의 움직임을 정확히 파악하는 호흡 훈련이 필요하다. 호흡 훈련 과정에서 환자의 호흡 패턴이 충분히 안정적이지 않다고 판단될 때는 추가적인 호흡 교육이 필요할 수 있으며, 경우에 따라 다른 치료법으로 변경될 수도 있다.

4. 고정기구 제작 및 설계용 CT(Simulation CT) 및 MRI(Simulation MRI) 촬영

중입자 치료는 일반 방사선 치료보다 훨씬 정밀한 치료를 요구하므로, 치료 전 환자의 신체를 고정하는 기구가 필요하다. 이 기구는 환자의 움직임을 최소화하여 매번 동일한 자세로 치료를 받을 수 있도록 돕는다. 고정기구 제작 후, 치료 계획을 세우기 위해 설계용 CT 및 MRI 촬영이 이루어진다. 이 촬영을 통해 종양의 위치와 크기, 그리고 호흡에 따른 종양의 움직임을 정확히 파악하게 된다. 특히 전체 호흡 주기에 걸친 CT 영상 촬영을 통해 종양과 주변 장기의 움직임을 정밀하게 분석하고, 치료 계획을 세운다.

5. 중입자 치료 계획

방사선종양학과 전문의는 촬영된 설계용 MRI 영상을 바탕으로 설계용 CT 영상에 종양 부위를 도식화하고, 조사할 방사선량과 치료 횟수를 결정한다. 이 과정에서 그림을 3차원으로 재구성하여 방사선 조사 방향을 결정하고, 종양부와 주변부에 방사선이 어떻게 분포될지를 확인한다. 치료 계획 수립 후에는 실제 치료가 안전하고 정확하게 이루어질 수 있도록, 팬텀(가상 인형)을 이용한 시뮬레이션 과정을 거친다. 이 과정을 통해 계획된 치료가 정확하게 환자에게 적용될 수 있음을 확인하며, 중입자 치료 계획 수립에는 일반적으로 1~2주 정도가 소요된다.

6. 중입자 치료 시행

치료 계획이 완료되면, 실제 중입자 치료가 시작된다. 각 치료 세션은 보통 30분 정도 소요되며, 이 중 실제로 방사선이 조사되는 시간은 2~3분 정도다. 나머지 시간은 환자의 자세를 정확하게 잡고, 치료를 준비하며 환자의 규칙적인 호흡 패턴을 확인하는 데 사용된다.

췌장암 중입자 치료는 보통 총 8~12회에 걸쳐 진행되며, 화요일부터 금요일까지 매일 1회씩 치료를 받게 된다. 각 치료 세션에서 방사선은 매일 다른 방향으로 조사되어, 종양에 균일하게 방사선이 전달되도록 한다. 특히, 췌장암 중입자 치료에서는 환자의 규칙적인 호흡 패턴에 맞추어 방사선이 정확하게 조사되는 '호흡 동조 치료(respiratory-gating treatment)'가 시행된다. 이 치료 방법은 환자의 특정 호흡 구간에서 종양이 일정한 위치에 있을 때만 방사선을 조사하는 방식으로, 방사선이 종양에만 정확하게 전달되도록 한다. 일반적으로 환자가 최대 호기 상태, 즉 숨을 내쉰 상태에서 종양이 특정 위치에 있을 때 방사선이 쏘여지도록 치료 계획 과정을 통해 설정된다.

치료 중에는 환자의 자세와 고정기구 착용 상태가 매번 동일하게 유지되어야 하며, 종양과 주변 정상 장기의 위치도 일정하게 유지되어야 한다. 이를 위해 환자는 치료 전 일정 시간 금식을 유지해야 하며, 필요시 치료 중 경과 확인을 위해 CT 영상 촬영이나 치료 계획 변경이 이루어질 수 있다. 또한 치료 중 1~2주마다 방사선종양학과 주치의와 외래 면담을 하고, 치료 관련 반응과 부작용 등을 상의하며 필요한 처방을 받게 된다.

치료가 모두 완료된 후에도 치료 결과를 즉시 알 수는 없으며, 계획된 모든 치료가 완료되고 1~2개월이 지난 후에 필요한 영상 검사를 통해 치료 결과를 확인하게 된다.

췌장암 중입자 치료 시 발생할 수 있는 부작용

췌장암 중입자 치료는 상복부 부위에 고에너지 방사선을 조사하는 치료로, 주로 치료받는 부위와 관련된 부작용이 나타날 수 있다. 중입자 치료는 전신에 영향을 미치는 항암약물 치료와 달리 국소적인 치료로, 방사선이 조사된 부위에만 주로 영향을 미친다. 하지만 치료 선량, 치료 기간, 환자의 전신 상태, 그리고 항암약물 치료 병행 여부에 따라 부작용의 정도는 달라질 수 있다. 항암약물 치료를 함께 받는 경우 부작용이 더 심하게 나타날 수 있다. 특히 췌장암 중입자 치료는 주변에 간, 위, 십이지장, 소장 등의 주요 소화기관이 밀집된 부위에 이루어지기 때문에 소화와 관련된 부작용이 흔히 발생할 수 있다.

급성 부작용

급성 부작용은 치료 기간 중 또는 치료 종료 후 3개월 이내에 주로 발생하며, 대부분 경미하고 시간이 지나면서 자연스럽게 호전되는 경우가 많다. 대표적인 급성 부작용은 소화 장애로, 다음과 같은 증상이 나타날 수 있다.

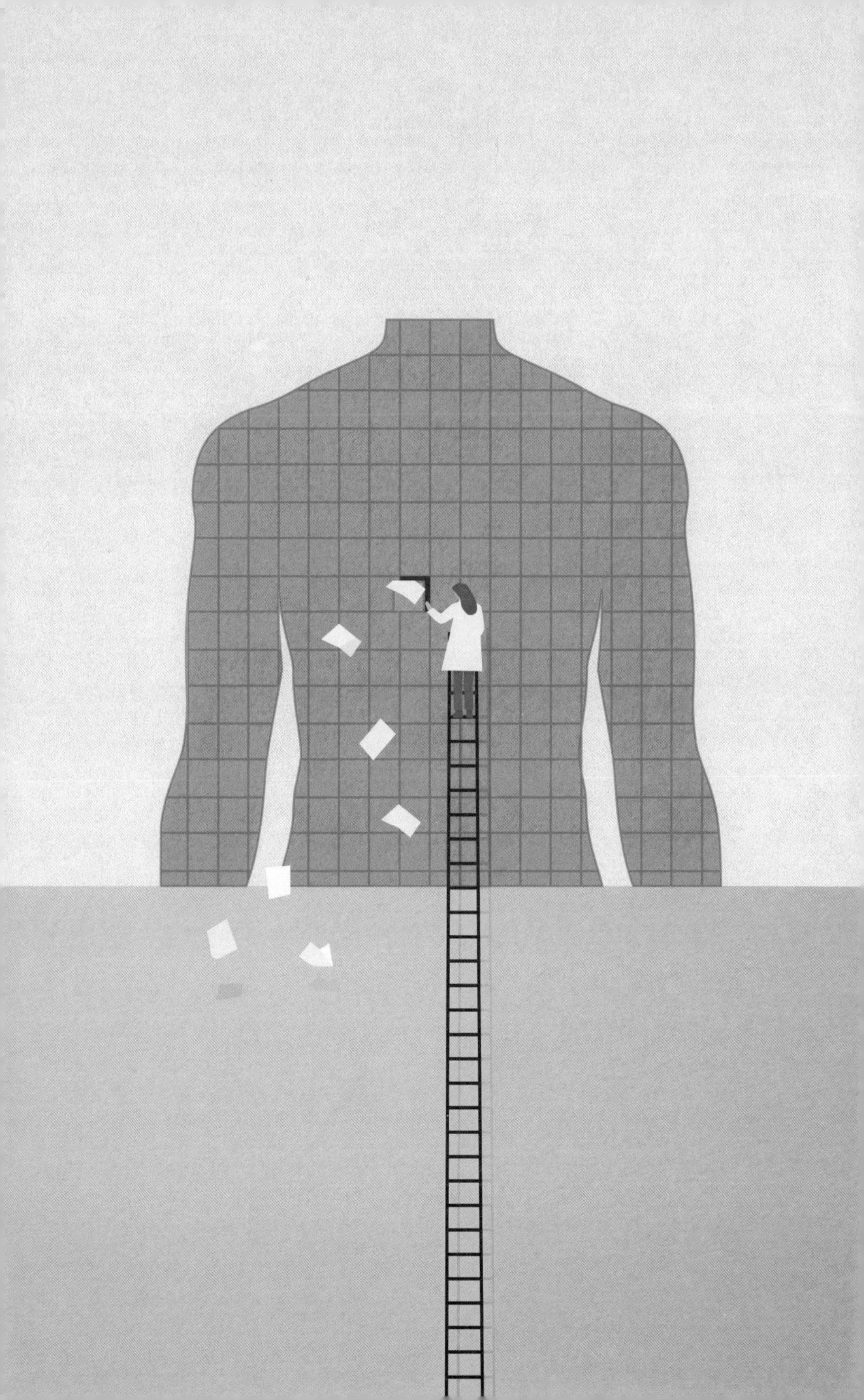

• **식욕 감퇴**

음식을 섭취하고자 하는 의욕이 감소하며, 이로 인해 체중이 줄어들 수 있다.

• **오심과 구토**

방사선 치료에 의해 위장관이 자극을 받아 구토와 메스꺼움이 발생할 수 있다.

• **속쓰림과 소화불량**

방사선이 위장관에 영향을 주어 속쓰림, 복부 팽만감, 소화불량 등의 증상이 나타날 수 있다.

• **복통**

복부에 통증이 발생하며, 이는 종양 부위나 주변 장기의 방사선 조사에 의해 발생할 수 있다.

• **설사**

방사선이 장에 영향을 미치면 장운동이 빨라지거나, 장벽이 자극을 받아 설사가 나타날 수 있다.

만성 부작용

만성 부작용은 치료 종료 후 3개월 이후에 드물게 나타나는데,

증상이 발생했을 때는 추가적인 검사와 조치가 필요할 수 있다. 특히 만성 부작용은 방사선으로 인해 손상된 조직이 회복되지 않아서 발생하는데, 주요 부작용으로는 위장관계 궤양, 염증, 천공, 장폐색, 출혈 등이 있다. 심할 때는 누공이 생길 수도 있는데, 이는 장기 사이에 비정상적인 연결 통로가 형성되는 현상이다. 이러한 만성 부작용은 환자의 나이, 기존 궤양 또는 염증 이력, 방사선 조사량, 종양의 위치, 수술 이력, 그리고 항암약물 치료 병행 여부 등 여러 요인에 따라 발생 확률이 높아질 수 있다. 주로 나타나는 증상에는 복통, 속쓰림, 체중 감소, 흑색변 또는 혈변이 있다. 이러한 증상이 지속되면 즉시 의료진과 상의하여 적절한 검사를 받고 필요한 조치를 해야 한다.

부작용 관리와 예방

췌장암 중입자 치료 시 부작용을 최소화하려면 환자의 일상생활에서의 주의사항이 매우 중요하다. 치료 직전에는 부담이 되는 식사를 피하고 일정 시간 금식을 유지하는 것이 좋다. 이렇게 하면 방사선 조사 시 소화기관이 안정된 상태에서 치료를 받을 수 있어 부작용을 줄일 수 있다. 또한 오심과 구토 증상이 심한 환자는 항구토제를 미리 복용하는 것이 도움이 된다.

치료 기간에는 자극적인 음식, 기름진 음식, 과도한 양의 음식을 피하는 것이 바람직하다. 이러한 음식들은 소화기관에 부담을 주어 방사선 치료 중에 발생할 수 있는 부작용을 악화시킬 수 있다. 대신에 부드럽고 소화가 잘되는 음식을 섭취하는 것이 좋으며, 규칙적인 식사와 충분한 수분 섭취를 통해 체력을 유지하는 것이 중요하다.

난치성 췌장암 치료 전망

췌장암은 치료가 매우 어려운 암종 가운데 하나이며, 중입자 치료는 이러한 췌장암 환자에게 새로운 희망을 제공할 수 있는 치료법이다. 중입자 치료는 수술 전 종양을 축소시켜 수술 성공률을 높이고, 국소 진행성 췌장암에 근치적 치료로 중요한 역할을 할 수 있다. 또한 중입자 치료의 효과와 안전성이 입증됨에 따라, 수술 후 국소 재발이나 림프절 전이가 동반된 경우에도 적용을 고려할 수 있을 것이다. 향후 중입자 치료의 효과와 안전성을 입증하는 더 많은 연구와 임상시험이 필요하며, 이를 통해 중입자 치료가 췌장암 치료의 표준으로 자리 잡을 수 있으리라고 생각된다.

또한 다양한 치료법과의 병용 전략을 통해 최적의 치료를 제공하는 방안을 모색해 가야 할 것이다. 중입자 치료는 췌장암을 비롯한 난치성 암종에서 중요한 치료법으로 자리매김할 잠재력이 있으며, 이를 통해 많은 환자에게 새로운 희망을 줄 수 있을 것이다.

06

최적의 국소 치료법, 간암 중입자 치료

이익재 연세암병원 중입자치료센터 교수(방사선종양학과)

최서희 연세암병원 중입자치료센터 교수(방사선종양학과)

간암은 국내에서 발생률 6위, 사망률 2위를 차지하는 암종으로, 간세포에서 발생하는 간세포암(Hepatocellular Carcinoma, HCC)이 전체 간암의 약 80~90%를 차지하며 가장 흔한 유형이다. 그 외에 간내 담관세포에서 발생하는 간내담도암이 10~15%의 빈도를 보인다.

간암의 특성

일반적으로 '간암'이라고 할 때는 주로 간세포암을 지칭한다. 간세포암은 주로 만성 B형 간염, C형 간염, 그리고 간경변증 같은 만성 간 질환이 있는 환자에게서 발생한다. 이러한 기저질환이 있는 환자들은 간암 진단 시 이미 간 기능이 상당히 저하된 상태인 경우가 많아, 치료가 더욱 복잡하고 어렵다. 또한 '침묵의 장기'로 불리는 간에서 발생하는 간

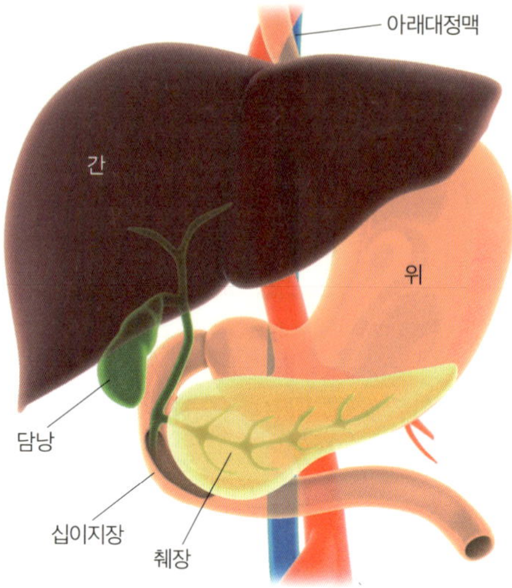

[그림 6-1] 간의 해부학적 구조

© Adobe Stock, nerthuz

암은 초기 증상이 거의 없거나 미약하여, 조기 발견이 어렵다. 대부분의 환자는 암이 상당히 진행된 이후에야 증상을 자각하게 되며, 이로 인해 치료 후에도 높은 재발률과 낮은 생존율을 보인다. 따라서 간암의 관리와 치료에는 반드시 주기적인 검진과 함께 다양한 치료법을 신중하게 결합하여 접근해야 한다. 특히, 간 기능을 유지하고 암의 진행을 막기 위해서는 환자 개개인에 맞춘 맞춤형 치료 계획이 요구된다.

간암에서 방사선 치료의 역할

간암에서 방사선 치료는 외과적 수술, 항암약물 치료와 함께 간암 치료의 중요한 축을 이루는 핵심 치료법 중 하나이다. 방사선 치료는 고에너지 방사선을 이용하여 암세포를 파괴하거나 성장을 억제하는 방법으로, 주로 간세포암 환자들에게 적용된다. 특히 간암은 종양이 간 내부에 위치하며, 종종 주변에 중요한 혈관과 기관들이 밀접하게 위치하기 때문에 방사선 치료의 정밀성이 매우 중요하다. 방사선 치료는 정밀한 접근이 가능하며, 고도로 설계된 방사선 조사 기술을 통해 암세포에 집중적으로 방사선을 전달하면서 주변 정상 조직은 최대한 보호하는 것을 목표로 한다. 간암 치료에서 방사선 치료는 크게 다음과 같은 경우에 적용될 수 있다.

초기 간암의 근치적 치료

초기 간암은 단일 병변이 크지 않으며, 주변 혈관을 침범하지 않은 경우를 말한다. 이때는 최적의 국소 치료를 통해 완치를 기대할 수 있다. 일반적으로 수술적 절제가 일차적인 치료법으로 권고되지만, 수술이 어려운 환자에게는 경동맥 화학색전술(TACE), 고주파 절제술(RFA), 또는 방사선 치료와 같은 비수술적 치료가 고려될 수 있다. 특히 경동맥 화학색전술이나 고주파 절제술이 적합하지 않고, 절제 불가능한 작은 간 병변이 있을 때는 체부정위 방사선 치료(Stereotactic Body Radiation Therapy, SBRT)가 중요한 치료 옵션이 된다. 이는 최신 방사선 기술을 활용해 짧은 기간(1주~1주 반) 고선량의 방사선을 종양에 집중적으로 조사하는 방식으로, 우수한 국소 제어율과 생존율 향상을 기대할 수 있다. 일반적으로 체부정위 방사선 치료는 회당 8~15Gy의 방사선

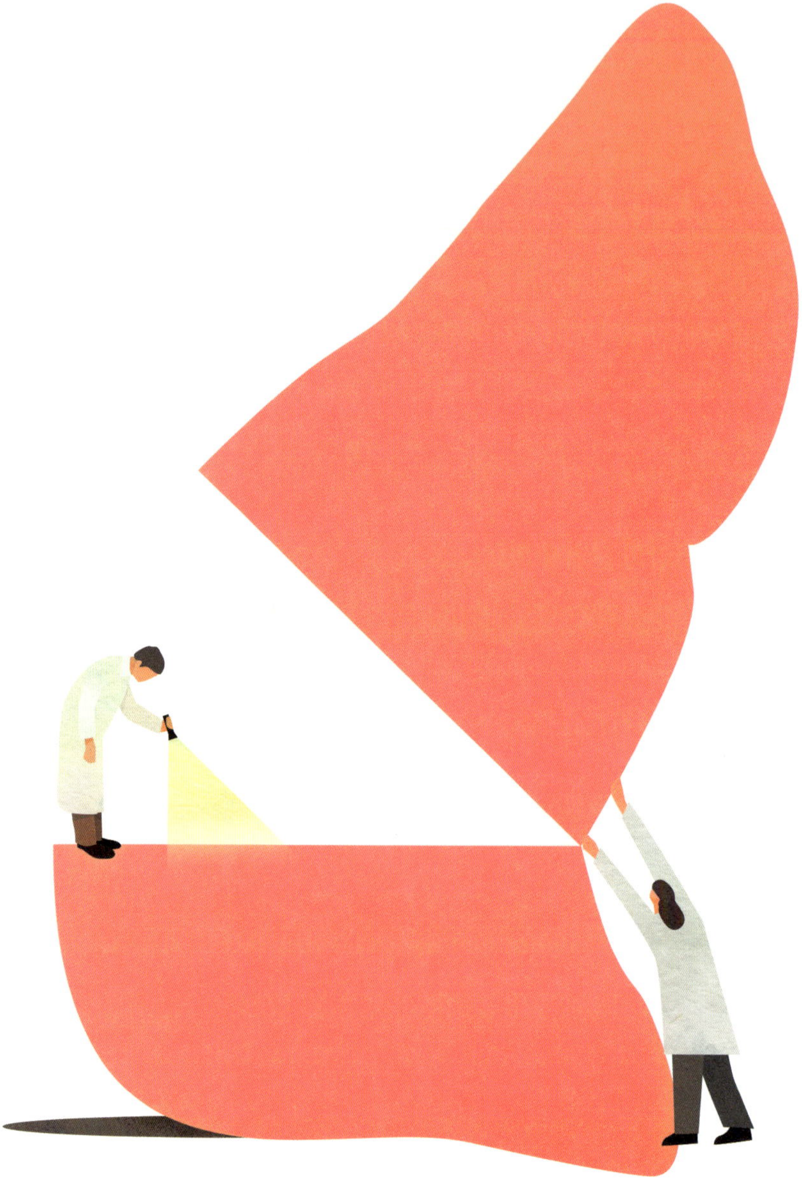

을 총 5회 이내로 조사하며, 종양의 크기와 위치에 따라 방사선종양학과 전문의가 치료 일정을 결정한다.

병변의 위치와 개수, 크기에 따라서 체부정위 방사선 치료 대신 통상분할, 소분할 방사선 치료 등이 더 적합한 경우도 있으며, 최종 방사선 치료 스케줄 등은 방사선종양학과 전문의의 판단을 통해 결정된다. 체부정위 방사선 치료는 보통 크기가 5cm 이하이고, 3개 이하의 병변이 있는 환자에게 적합하다고 여겨지며, 고주파 절제술과 비교했을 때 비슷하거나 더 나은 치료 성적(국소 제어율 90% 이상, 3년 생존율 70% 이상)을 보이는 것으로 보고되었다. 특히, 크기가 크거나 고주파 절제술에 적합하지 않은 위치에 있는 종양 또는 내과적 이유로 고주파 절제술이 불가능한 환자에게 더 적합할 수 있다.

국소 진행성 간암의 방사선 치료

국소 진행 병기 간암은 종양이 간문맥이나 주요 혈관을 침범하여 수술적 절제가 어려운 상태로, 과거에는 전신 항암약물 치료가 표준 치료로 여겨졌으나, 최근 방사선 치료 기술의 발전과 간세포암의 높은 방사선 감수성 덕분에 국소 치료 성적이 향상되고 있다. 방사선 치료는 기존의 전신 치료 단독 요법에 비해 높은 치료 반응률을 보이며, 종양의 크기를 줄이거나 성장을 억제하는 데 효과적일 수 있다. 특히, 세기조절 방사선 치료와 같은 최신 방사선 치료 기법을 통해 고선량의 방사선을 간문맥 등 주요 혈관을 침범한 간암에 안전하게 조사할 수 있게 되면서, 방사선 치료의 적용 범위가 확대되고 있다.

기존에는 방사선 치료가 간 손상 위험 때문에 제한적으로 사용되었으나, 이제는 주요 혈관 침범이 있는 간암이나 크기가 큰 국소 진행성 간암에도 효과적으로 적용될 수 있다. 연구에 따르면, 국소 방사선 치료와 간동맥 내 주입 화학요법을 병용할 경우 치료 반응률이 약 45%에 달하며, 중앙 생존율도 24.6개월로 보고되었다. 이러한 치료 전략은 방사선 치료 후 종양 크기를 감소시켜 수술적 절제나 간이식이 가능해지는 기회를 제공하기도 한다.

최근에는 방사선 치료와 면역 치료의 병합이 주목받고 있다. 특히, 면역 치료제인 아테졸리주맙(atezolizumab)과 베바시주맙(bevacizumab)의 병합(AtezoBev)이 간암 치료에서 잠재력을 보여 줄 수 있다. 주요 임상 연구에서 AtezoBev가 단독으로도 기존 치료법에 비해 높은 생존율과 반응률을 보였는데, 여전히 일부 환자에서는 충분한 효과를 얻지 못하는 경우가 있다. 이러한 한계를 극복하기 위해 방사선 치료와 병합하여 면역반응을 증대시키는 전략이 제안되고 있다. 방사선 치료는 종양 세포의 사멸뿐만 아니라 종양 미세환경을 변화시켜 면역세포의 활성화를 유도함으로써 면역 치료의 효과를 증대시킬 수 있다.

이러한 최신 치료 전략들은 국소 진행 병기 간암에서 방사선 치료의 역할을 확대하고 있다. 따라서 앞으로 더 많은 연구와 임상 경험을 통해 방사선 치료와 면역 치료의 병합 적용이 확대될 수 있을 것이다.

재발성 간암의 구제적 치료

재발성 간암은 기존 치료가 충분히 효과를 발휘하지 못하거나,

치료 후 암이 다시 발생한 경우를 말한다. 이때 추가적인 치료가 필요하다. 수술이 어려운 간암 환자에게는 주로 경동맥 화학색전술이나 고주파 절제술 같은 비수술적 치료가 먼저 고려된다. 경동맥 화학색전술은 간 종양에 영양을 공급하는 동맥을 차단하여 암세포를 굶겨 죽이는 방법이다.

그런데 일부 환자에게서는 이러한 치료 후에도 종양이 다시 자라거나, 새로운 혈관이 형성되어 암이 재발할 수 있다. 이런 경우 방사선 치료가 효과적인 구제적 치료 방법이 될 수 있다. 경동맥 화학색전술 후에도 암이 재발하거나 치료 효과가 미흡한 경우, 방사선 치료를 통해 종양을 더 효과적으로 억제할 수 있다. 특히 간문맥 혈전이 동반된 경우 색전술 단독으로는 혈전까지 효과적으로 치료하기 어려워서, 경동맥 화학색전술 + 방사선 치료 병합 치료가 고려된다. 간문맥 혈전이 존재하는 경우, 간내 다발성 종양 파종 혹은 간 외 장기로 종양 파종을 유발할 수 있고 간문맥 혈압 상승을 유발할 수 있어 치료가 필요한 상태로 여겨진다.

연구에 따르면, 경동맥 화학색전술과 방사선 치료를 병합했을 때 단독 치료보다 훨씬 더 높은 치료 성과를 기대할 수 있다. 예를 들어, 치료 반응률이 63%에서 84%까지 증가하고, 1년 생존율도 72%에서 82%로 향상된다는 보고가 있다. 색전술 등 다른 국소 치료 시행 이후, 환자의 전반적인 건강 상태와 간 기능을 고려하여 방사선 치료의 시기와 방법을 결정하는 것이 중요하다. 경동맥 화학색전술 후 방사선 치료는 가능한 한 빨리 시작하는 것이 좋다고 알려졌지만, 환자의 상태에 따라 최적의 치료 시기가 달라질 수 있으므로 의료진의 면밀한 검토가 필요하다. 따라서 환자 개개인의 상황에 맞춰 다학제적 팀이 신중하게 치료 계획을 세운다.

간암에서 최신 방사선 치료 기법

최근 방사선 치료 기술의 발전은 간암 치료에서 방사선 치료의 역할을 더욱 중요하게 만들고 있다. 세기조절 방사선 치료는 종양에 정밀하게 방사선을 전달하면서 주변 정상 조직의 손상을 최소화할 수 있는 기술이다. 최근에는 이러한 기술을 넘어, 양성자 치료와 중입자 치료 같은 입자선 치료가 간암 방사선 치료에서 최적의 국소 치료로 주목받고 있다. 입자선 치료는 종양에 더 높은 에너지를 집중적으로 전달하면서도 정상 조직에 미치는 영향을 최소화할 수 있어, 간암 치료 시에 많은 장점이 있다. 또한 호흡연동 방사선 치료 방식을 같이 사용할 경우, 이는 환자의 호흡에 따라 종양의 움직임을 정밀하게 파악하여, 특정 호흡 주기에 특정 위치에 종양이 위치할 때 종양에 정확하게 방사

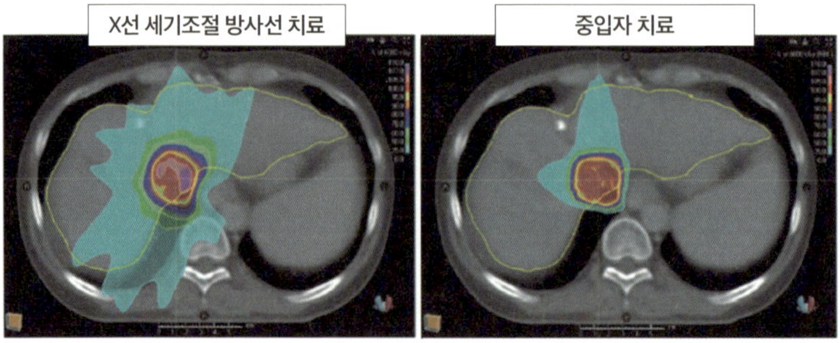

[그림 6-2] 방사선 치료 기법에 따른 방사선 치료 계획 비교 예시

선을 조사하는 방식으로, 간암과 같이 움직임이 많은 장기에 매우 효과적이다.

간암에서 중입자 치료의 적용

중입자 치료는 일반적으로 탄소이온을 이용해 높은 에너지를 종양에 집중적으로 전달하는 방사선 치료법을 일컫는다. 이 치료법은 가속된 입자가 특정 깊이에서 에너지를 집중적으로 방출하는 '브래그 피크(Bragg Peak)' 현상을 이용해 종양 부위에만 높은 방사선량을 전달하면서도, 주변 정상 조직에는 손상을 최소화할 수 있다. 이러한 특성 덕분에 중입자 치료는 주변 정상 간 조직이나 인접한 위장관계를 보호하면서 방사선 치료가 간암에서 중요한 치료 옵션이 될 수 있게 한다.

중입자 치료는 일반적으로 방사선 치료가 고려될 수 있는 초기 간암에서 근치적 치료, 국소 진행성 간암에서 다른 국소 치료나 전신 항암제와 병행하여, 혹은 재발성 간암에서 구제적 치료법의 하나로 고려된다. 이를 통해 암세포를 효과적으로 제어하고, 종양의 크기를 줄이며, 궁극적으로 생존 기간 연장과 삶의 질 개선에 기여할 수 있다.

연세암병원에서 중입자 치료를 고려할 때는 몇 가지 기준이 충족되어야 한다.

첫째, 초기 간암이나 국소 진행성 간암으로 확진된 경우여야 한다. 간세포암종 외에 간내담도암의 경우도 가능하다. 둘째, 종양의 크기, 개수, 위치를 고려했을 때 중입자 치료가 가능한 상황이어야 하며,

치료 후에도 보존 가능한 정상 간의 부피가 충분히 남아 있어야 한다. 셋째, 환자의 전신 상태와 기저질환을 고려했을 때, 중입자 치료를 견딜 수 있는 건강 상태를 유지하고 있어야 하며, 간 기능도 일정 수준 이상으로 유지되어야 한다. 넷째, 원격 전이가 없어야 한다. 또한 치료 부위에 금속 삽입물이 없고, 종양이 위, 십이지장, 소장 등과 과도하게 인접하지 않은 경우여야 한다.

이러한 조건을 모두 충족할 때, 간암에서 중입자 치료가 고려될 수 있다. 하지만 환자의 상태에 따라 다른 국소 치료법이나 전신 항암 치료가 더 적합할 수도 있다. 따라서 중입자 치료가 가능한지, 그리고 이를 통해 충분한 효과를 기대할 수 있는지는 전문 의료진의 면밀한 검토와 논의를 통해 신중하게 결정되어야 한다.

간암 중입자 치료의 임상적 근거

간암에서 중입자 치료는 초기 간세포암부터 복잡한 진행성 간암에 이르기까지 다양한 상황에서 매우 유용한 치료 옵션으로 자리 잡고 있다. 간암은 종양의 크기, 위치, 그리고 주변 주요 혈관 및 장기와의 근접성 등으로 인해 치료가 매우 어려운 경우가 많다. 이러한 상황에서 중입자 치료는 특히 환자의 간 기능이 저하되어 수술이나 일반 X선 방사선 치료가 위험할 수 있는 경우에 중요한 대안이 된다. 또한 중입자 치료는 경동맥 화학색전술이나 고주파 절제술 후에 재발한 환자들에게도 간 손상을 최소화하면서 종양을 효과적으로 제어하는 방법으로

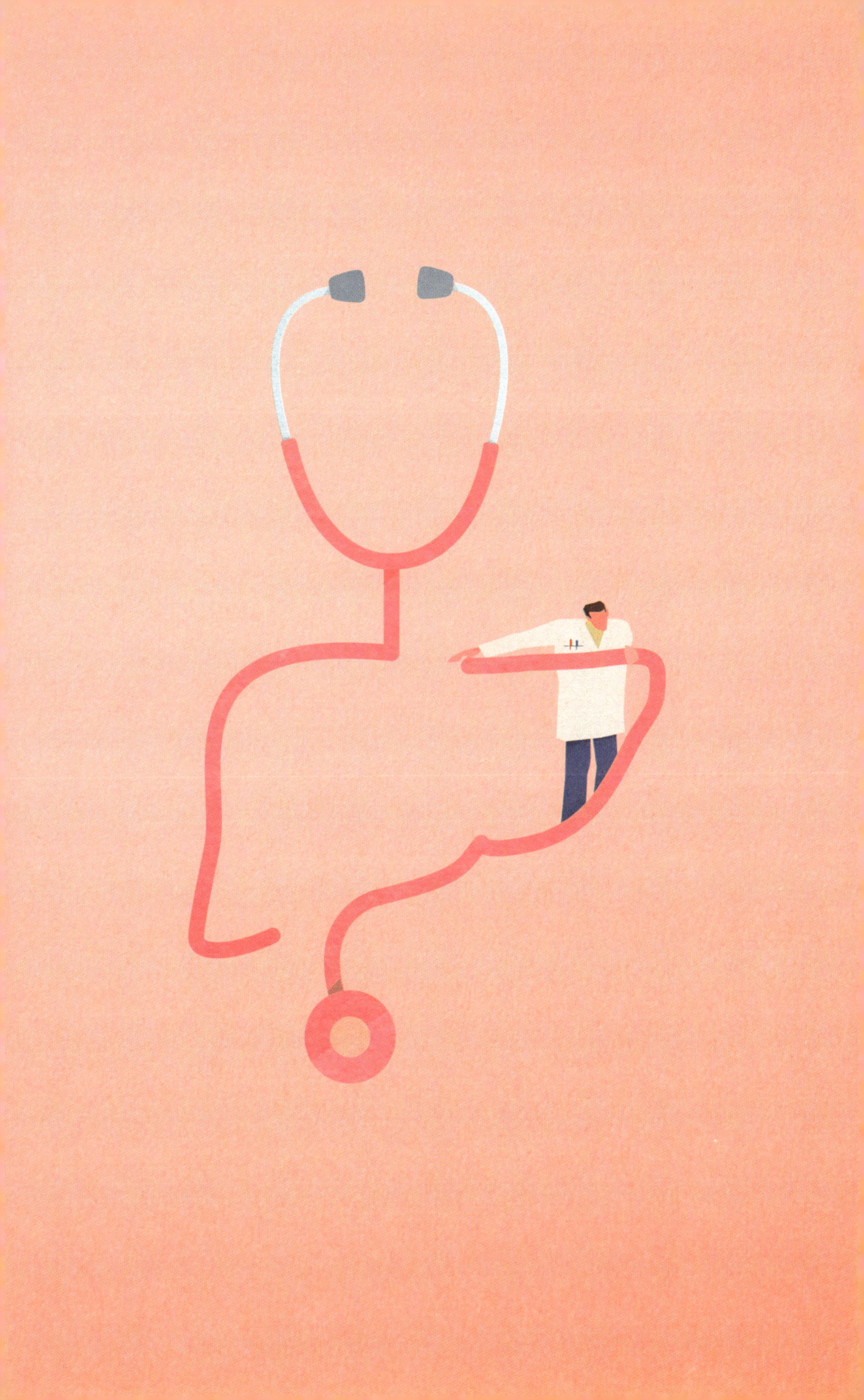

평가받고 있다. 이와 같은 특성 덕분에 중입자 치료는 간암 치료에서 중요한 역할을 하고 있으며, 그 적용 범위가 점차 확대되고 있다.

2004년에 일본국립방사선의학종합연구소(NIRS)에서 시행된 임상 1상 시험은 중입자 치료의 용량을 49.5Gy(RBE)에서 79.5Gy(RBE)까지 단계적으로 증가시키면서 안전성과 효능을 평가했다. 이 연구에서는 5년 국소 제어율이 81%에 달하는 우수한 결과가 보고되었으며, 부작용 발생률도 매우 낮았다. 이를 바탕으로, 52.8Gy(RBE)를 4회 분할로 조사하는 치료가 표준 용량으로 확립되었다. 군마대학병원에서도 중입자 치료[52.8Gy(RBE)~60Gy(RBE), 4회] 후, 2년 생존율 92.3%, 4년 생존율 76.5%라는 높은 성적이 보고되었으며, 이는 중입자 치료의 효과와 안전성을 뒷받침하는 중요한 근거가 되었다. 일본에서 진행된 다기관 연구에서도 중입자 치료[48~60Gy(RBE), 2~4회] 후, 3년 국소 제어율 81.0%, 3년 생존율 73.3%에 달했으며, 3도 이상의 심각한 부작용은 거의 보고되지 않았다. 이러한 결과는 중입자 치료가 간암 치료에서 탁월한 치료 성과를 보여 줄 수 있음을 시사한다.

중입자 치료는 기존의 다른 치료 방법들과 비교해도 우수한 성과를 나타내고 있다. 중입자 치료와 경동맥 화학색전술을 비교한 연구에 따르면, 중입자 치료는 3년 생존율(88% vs. 58%)과 국소 제어율(80% vs. 26%)에서 경동맥 화학색전술보다 훨씬 우수한 결과를 보였다. 또한 중입자 치료는 초기 간암 환자에서 고주파 절제술보다 낮은 재발률을 보였으며, 2년간 누적 재발률이 12.6%로, 고주파 절제술의 31.7%에 비해 현저히 낮았다.

이러한 연구 결과들은 중입자 치료가 특히 복잡한 간암 치료에서 중요한 대안이 될 수 있음을 강조한다. 또 중입자 치료는 간문맥이나 간 주변 주요 구조물에 인접한 종양 치료에서 최소한의 부작용과 높은 치료 성과를 보이며, 기존 치료법으로는 치료가 어려운 환자들에게 유망한 선택지가 되고 있다.

최근에는 중입자 치료와 면역항암제를 병합하는 치료 전략 연구도 활발히 진행되고 있다. 이러한 병합 치료는 면역반응을 더욱 활성화하고, 궁극적으로 치료 효과를 증대시킬 수 있다는 가능성을 제시해 준다. 중입자 치료가 종양 미세환경에 미치는 영향이 면역항암제와의 시너지를 통해 치료 성과를 극대화할 수 있을 것으로 기대된다. 이러한 병합 치료 전략은 간암 치료의 새로운 가능성을 열어 가고 있으며, 앞으로 더 많은 연구와 임상시험을 통해 그 효과와 안전성이 입증될 것으로 보인다.

간세포암뿐만 아니라 간내담도암에서도 중입자 치료를 통한 긍정적인 결과가 보고되었다. 일반적으로 수술이 어려운 간내담도암 환자에게 방사선 치료는 중요한 치료 옵션이며, 중입자 치료를 통해 국소 제어율과 생존율 향상을 기대할 수 있다. 일본에서 시행된 연구에서는 간내담도암 환자에게 중입자 치료를 시행한 결과, 1년 생존율이 77.8%, 2년 생존율이 53.4%로 나타났으며, 평균 생존 기간은 23.8개월로 우수했다. 또한 3도 이상의 심각한 담도 협착은 한 명에게만 발생했으며, 대부분의 환자가 치료를 잘 견뎌 심각한 부작용 없이 안전하게 치료를 마칠 수 있었다.

결론적으로, 중입자 치료는 다양한 간암 환자군에서 뛰어난 국소 제어율과 생존율을 보이며, 특히 기존의 치료법으로 치료가 어려운 복잡한 간암에서 중요한 역할을 할 수 있는 치료법이다. 중입자 치료의 효과와 안전성을 뒷받침하는 다양한 임상 연구들이 진행되고 있으며, 앞으로도 추가적인 연구와 임상시험을 통해 중입자 치료의 적용 범위가 더욱 확대될 것으로 기대된다. 이를 통해 중입자 치료는 간암 치료의 중요한 축으로 자리 잡을 가능성이 크다.

간암 중입자 치료 진행 과정

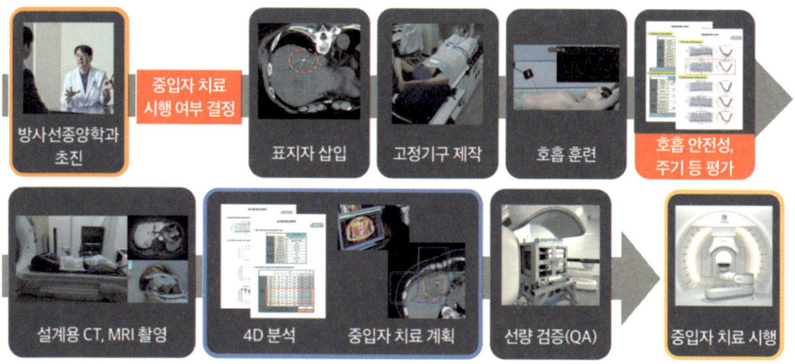

[그림 6-3] 간암 중입자 치료 진행 과정

1. 방사선종양학과 전문의 면담

중입자 치료의 첫 단계는 방사선종양학과 진료이다. 여기서 환자는 담당 교수진의 진찰을 받게 된다. 이 진찰 과정에서 중입자 치료 시행 여부가 결정되며, 치료 범위와 일정, 그리고 치료의 목적과 예상되는 효과에 대한 설명을 듣게 된다. 이를 통해 환자는 중입자 치료가 자신의 치료 과정에서 어떤 역할을 할 것인지, 그리고 치료를 통해 기대할 수 있는 결과가 무엇인지를 명확하게 이해할 수 있다.

2. 표지자 삽입

간암 중입자 치료의 정확도를 높이고 부작용을 최소화하기 위해 표지자를 삽입하는 절차가 필요할 수 있다. 표지자는 종양의 위치를 정확하게 파악하고, 방사선이 목표 부위에만 정확히 조사되도록 돕는 역할을 한다. 간 내에 이미 표지자 역할을 할 수 있는 리피오돌(lipiodol) 물질이 존재할 때는 추가적인 표지자 삽입이 필요하지 않을 수 있다. 하지만 표지자가 필요할 경우, 국소마취 후에 1~2개의 금침을 종양 인근에 삽입하게 된다. 이 과정은 매우 간단하며, 환자에게 큰 불편을 주지 않는다. 표지자 삽입은 치료 계획 수립 과정에서 종양의 위치를 더욱 정확하게 추적하고, 치료의 정밀도를 높이는 데 중요한 역할을 한다. 이 단계는 본격적인 중입자 치료 준비의 일환으로, 이후 진행될 모든 치료 과정에서 핵심적인 요소가 된다.

3. 호흡 훈련

간과 같은 호흡에 따라 움직이는 장기를 치료할 때는 방사선을 종양 부위에 정확히 조사하는 것이 매우 중요하다. 이를 위해 환자의 호흡 주기를 안정시키고, 종양의 움직임을 정확히 파악하는 호흡 훈련이 필요하다. 호흡 훈련 과정에서 환자의 호흡 패턴이 충분히 안정적이지 않다고 판단될 때는 추가적인 호흡 교육이 필요할 수 있으며, 경우에 따라 다른 치료법으로 변경될 수도 있다.

4. 고정기구 제작 및 설계용 CT(Simulation CT) 및 MRI(Simulation MRI) 촬영

중입자 치료는 일반 방사선 치료보다 훨씬 정밀한 치료를 요구하므로, 치료 전 환자의 신체를 고정하는 기구가 필요하다. 이 기구는 환자의 움직임을 최소화하여 매번 동일한 자세로 치료를 받을 수 있도록 돕는다. 고정기구 제작 후, 치료 계획을 세우기 위해 설계용 CT 및 MRI 촬영이 이루어진다. 이 촬영을 통해 종양의 위치와 크기, 그리고 호흡에 따른 종양의 움직임을 정확히 파악하게 된다. 특히, 전체 호흡 주기에 걸친 CT 영상 촬영을 통해 종양의 움직임을 정밀하게 분석하고, 치료 계획을 세운다.

5. 중입자 치료 계획

방사선종양학과 전문의는 촬영된 설계용 MRI 영상을 바탕으로 설계용 CT 영상에 종양 부위를 도식화하고, 조사할 방사선량과 치료 횟수를 결정한다. 이 과정에서 그림을 3차원으로 재구성하여 방사선 조사 방향을 결정하고, 종양부와 주변부에 방사선이 어떻게 분포될지를 확인한다. 치료 계획 수립 후에는 실제 치료가 안전하고 정확하게 이루어질 수 있도록, 팬텀(가상 인형)을 이용한 시뮬레이션 과정을 거친다. 이 과정을 통해 계획된 치료가 정확하게 환자에게 적용될 수 있음을 확인하며, 중입자 치료 계획 수립에는 일반적으로 1~2주 정도가 소요된다.

6. 중입자 치료 시행

치료 계획이 완료되면, 실제 중입자 치료가 시작된다. 각 치료 세션은 보통 30분 정도 소요되며, 이 중 실제로 방사선이 조사되는 시간은 2~3분 정도다. 나머지 시간은 환자의 자세를 정확하게 잡고, 치료를 준비하며 환자의 규칙적인 호흡 패턴을 확인하는 데 사용된다.

간암 중입자 치료는 병변의 위치에 따라 보통 4~12회에 걸쳐 시행되며, 화요일부터 금요일까지 매일 1회씩 치료를 받게 된다. 각 치료 세션에서 방사선은 매일 다른 방향으로 조사되어, 종양에 균일하게 방사선이 전달되도록 한다. 특히, 간암 중입자 치료에서는 환자의 규칙적인 호흡 패턴에 맞추어 방사선이 정확하게 조사되는 '호흡 동조 치료(respiratory-gating treatment)'가 시행된다. 이 치료 방법은 환자의 특정 호흡 구간에서 종양이 일정한 위치에 있을 때만 방사선을 조사하는 방식으로, 방사선이 종양에만 정확하게 전달되도록 한다. 일반적으로 환자가 최대 호기 상태, 즉 숨을 내쉰 상태에서 종양이 위치해 있을 때 방사선이 쏘여지도록 치료 계획 과정을 통해 설정된다.

치료 중에는 환자의 자세와 고정기구 착용 상태가 매번 동일하게 유지되어야 하며, 종양과 주변 정상 장기의 위치도 일정하게 유지되어야 한다. 이를 위해 환자는 치료 전 일정 시간 금식을 유지해야 하며, 필요시 치료 중 경과 확인을 위해 CT 영상 촬영이나 치료 계획 변경이 이루어질 수 있다. 치료 중에는 1~2주마다 방사선종양학과 주치의와 외래 면담이 이루어지는데, 이때 치료 관련 반응이나 부작용 등을 상의하고 필요한 처방을 받게 된다.

치료가 모두 완료된 후에도 치료 결과를 즉시 알 수는 없으며, 계획된 모든 치료가 완료되고 1~2개월이 지난 후에 필요한 영상 검사를 통해 치료 결과를 확인하게 된다.

간암 중입자 치료 시 발생할 수 있는 부작용

간암 중입자 치료는 간 부위에만 고에너지 방사선을 집중적으로 조사하는 치료법이므로, 방사선이 조사되는 부위와 관련된 부작용이 나타날 수 있다. 중입자 치료는 전신에 영향을 미치는 항암약물 치료와 달리, 주로 국소적으로 치료 부위에만 영향을 미친다. 하지만 치료 선량, 치료 기간, 환자의 전신 상태, 그리고 항암약물 치료의 병행 여부에 따라 부작용의 정도가 달라질 수 있다.

급성 부작용

급성 부작용은 치료 기간 중 또는 치료 종료 후 3개월 이내에 주로 발생하며, 대부분 경미하고 시간이 지나면서 자연스럽게 호전되는 경우가 많다. 대표적인 급성 부작용은 소화 장애로, 다음과 같은 증상이 나타날 수 있다.

- **식욕 감퇴**

음식을 섭취하고자 하는 의욕이 감소하며, 이로 인해 체중이 줄어들 수 있다.

• **오심과 구토**

방사선 치료에 의해 위장관이 자극을 받아 구토와 메스꺼움이 발생할 수 있다.

• **속쓰림과 소화불량**

방사선이 위장관에 영향을 주어 속쓰림, 복부 팽만감, 소화불량 등의 증상이 나타날 수 있다.

• **복통**

복부에 통증이 발생하며, 이는 종양 부위나 주변 장기의 방사선 조사에 의해 발생할 수 있다.

• **설사**

방사선이 장에 영향을 미치면 장운동이 빨라지거나, 장벽이 자극을 받아 설사가 나타날 수 있다. .

이 외에도 경미한 피부 변화가 발생할 수 있다. 중입자 치료는 피부를 통해 방사선이 전달되기 때문에 피부가 건조해지거나 붉어지는 반응이 나타날 수 있다. 혈액학적 변화 역시 발생할 수 있는데, 이는 방사선이 골수에 영향을 미쳐 혈구 수치가 일시적으로 감소하는 현상이다. 관련된 증상이 나타나면, 주치의와 상의하여 항구토제나 영양제 처방을 받을 수 있다.

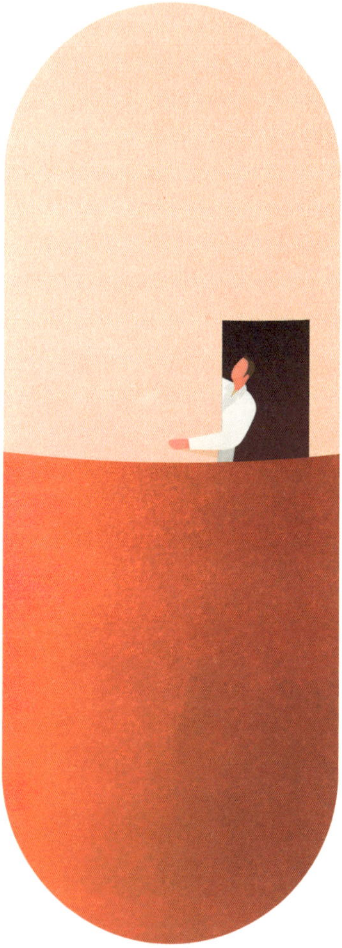

만성 부작용

만성 부작용은 치료 종료 후 3개월 이후에 발생하는 증상들인데, 드물게 나타나긴 하지만 추가적인 검사와 치료가 필요할 수 있다. 간암 치료 시 발생할 수 있는 주요 만성 부작용은 다음과 같다.

- 간 기능 저하

방사선 치료로 인해 일부 환자는 간 기능이 저하될 수 있다. 이 부작용은 약 5% 미만의 환자에게서 발생하며, 치료 3~4개월 후에 나타날 수 있다. 이는 간 기능 이상, 간 비대, 비장 비대, 복수, 황달 등의 증상을 동반할 수 있다. 따라서 치료 후 간 기능을 신중히 모니터링해야 하며, 증상이 나타나면 즉시 의료진과 상의하여 적절한 조치를 해야 한다.

- 위장관계 부작용

이는 방사선으로 인해 손상된 조직이 회복되지 않아서 발생하는데, 주요 부작용으로는 위장관계 궤양, 염증, 천공, 장폐색, 출혈 등이 있다. 심하면 누공이 생길 수도 있는데, 이는 장기 사이에 비정상적인 연결 통로가 형성되는 현상이다. 이러한 만성 부작용은 환자의 나이, 기존 궤양 또는 염증 이력, 방사선 조사량, 종양의 위치, 수술 이력, 그리고 항암약물 치료 병행 여부 등 여러 요인에 따라 발생 확률이 높아질 수 있다. 주로 나타나는 증상에는 복통, 속쓰림, 체중 감소, 흑색변 또는 혈변이 있다. 이러한 증상이 지속되면 즉시 의료진과 상의하여 적절한 검사를 받고 필요한 조치를 해야 한다.

부작용 관리와 예방

간암 중입자 치료 시 발생할 수 있는 부작용을 최소화하기 위해서는 다음과 같은 주의사항을 따르는 것이 중요하며, 의료진과의 지속적인 상담을 통해 부작용을 관리하고 적절한 조치를 해야 한다.

- **치료 전후 식사 관리:** 치료 직전에는 부담이 되는 식사를 피하고, 일정 시간 금식을 유지하는 것이 좋다. 이는 방사선 조사 시 소화기관이 안정된 상태에서 치료를 받을 수 있도록 도와준다. 치료 기간에는 자극적이거나 기름진 음식, 과도한 양의 음식을 피하고, 부드럽고 소화가 잘되는 음식을 섭취하는 것이 바람직하다.

- **항구토제 복용:** 오심이나 구토 증상이 심하면 항구토제를 미리 복용하여 증상을 완화할 수 있다.

- **충분한 수분 섭취와 규칙적인 식사:** 체력을 유지하기 위해 충분한 수분 섭취와 규칙적인 식사가 중요하다. 이로 인해 치료 중에 발생하는 피로감과 영양 부족을 예방할 수 있다.

- **의료진과의 지속적인 상담:** 치료 중에 발생하는 부작용에 대해 지속적으로 의료진과 상담하고, 필요한 경우 즉각적인 조치를 하는 것이 중요하다.

간암 중입자 치료의 미래

간암 중입자 치료는 간암의 복잡한 특성과 치료의 어려움을 고려할 때 매우 유망한 국소 치료법이다. 중입자 치료는 종양 부위에 고에너지 방사선을 집중적으로 전달하면서도 주변 정상 조직에 미치는 영향을 최소화할 수 있어, 수술이나 일반 방사선 치료가 어려운 환자들에게 중요한 대안이 된다. 기존 치료법과 비교해 중입자 치료는 우수한 국소 제어율과 생존율을 보이며, 특히 재발성 간암이나 간내담도암, 주요 혈관과 인접한 종양에서도 탁월한 성과를 보여 주고 있다.

앞으로도 중입자 치료의 효과와 안전성을 뒷받침하는 추가 연구와 임상시험이 진행되면, 중입자 치료의 적용 범위는 더욱 확대될 것이다. 또한 중입자 치료와 면역항암제 병합 치료와 같은 혁신적 전략이 개발되면 간암 환자들에게 더 나은 생존율과 삶의 질을 제공할 가능성이 커질 것이다. 이러한 맥락에서 중입자 치료는 간암 치료의 중요한 축으로 자리 잡아 향후 표준 치료로 확립될 잠재력을 지니고 있다.

07

수술이 힘든 폐암 환자를 위한 중입자 치료

김경환 연세암병원 중입자치료센터 교수(방사선종양학과)
박상준 연세암병원 중입자치료센터 교수(방사선종양학과)
윤홍인 연세암병원 중입자치료센터 교수(방사선종양학과)
조재호 연세암병원 중입자치료센터 교수(방사선종양학과)
이창걸 연세암병원 중입자치료센터 교수(방사선종양학과)

폐암은 전 세계적으로 암 사망률이 가장 높은 질환 중 하나다. 폐암은 조기 발견이 어려워 치료가 복잡해지는 경우가 많다. 폐암 치료는 종양의 위치, 크기, 병기, 그리고 환자의 전신 상태에 따라 달라지며, 일반적으로 외과적 수술, 방사선 치료, 전신약물요법이 주요 치료 방법으로 사용된다.

폐암의 치료 방법

외과적 수술

수술은 조기 폐암에서 가장 효과적인 치료법으로 간주된다. 수술을 통해 종양을 완전히 제거함으로써 완치의 가능성을 높일 수 있다. 일반적으로 종양이 작은 경우, 폐엽절제술(폐의 한 부분을 제거하는 수술)

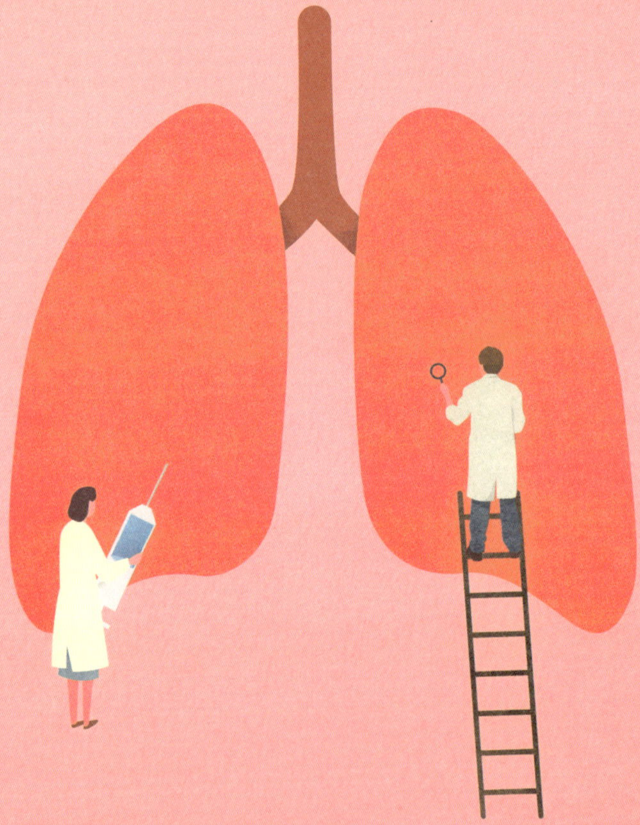

이나 폐전절제술(폐 전체를 제거하는 수술)이 시행된다. 그런데 수술이 가능한 경우라도 폐 기능이 충분히 유지되어야 하며, 종양의 위치와 크기가 수술로 제거 가능한 범위 내에 있어야 한다.

수술이 어려운 경우는 여러 가지 상황에서 발생할 수 있다. 예를 들어, 고령이거나 폐 기능이 저하된 환자는 수술 후 합병증 발생 위험이 크기 때문에 수술이 어려울 수 있다. 또한 종양이 폐의 중심부에 위치하거나, 림프절이나 주요 혈관과 가깝게 위치한 경우에도 수술이 어려울 수 있다. 이 외에도 환자가 수술을 원하지 않거나, 종교적 신념 등으로 인해 수술을 거부하는 경우도 있다.

전신약물요법

전신약물요법은 암세포를 공격하는 약물을 사용하여 전신적으로 퍼진 암을 치료하는 방법이다. 이 치료는 주로 국소 진행성 또는 전이성 폐암에서 사용되며, 항암화학 요법과 면역 치료가 주요 방법이다.

항암화학 요법은 종양의 크기를 줄이거나 전이된 부위의 성장을 억제하는 데 효과적이다. 하지만 이 치료는 전신에 영향을 미치기 때문에 면역력 저하, 구역질, 탈모 등의 부작용이 발생할 수 있다. 항암화학 요법은 종종 방사선 치료와 병행하여 사용되며, 특히 국소 진행성 폐암 환자의 병의 진행을 억제하고, 종양의 크기를 감소시키는 중요한 역할을 한다.

면역 치료는 최근 폐암 치료에서 중요한 역할을 하고 있다. 면역 치료는 환자의 면역 체계를 강화하여 암세포를 공격하도록 유도하는 치료법으로, 특히 진행성 폐암에 사용된다. 면역 치료는 기존의 치료법과 병행하여 사용될 수 있으며, 일부 환자에게서는 뛰어난 효과를 보이기도 한다. 그렇지만 면역 치료가 모든 환자에게 동일한 효과를 보이는 것은 아니며, 특정 환자군에게만 효과적일 수도 있다.

방사선 치료

수술이 불가능하거나 환자가 수술을 원하지 않는 경우, 방사선 치료는 중요한 대안이 된다. 방사선 치료는 고에너지 방사선을 이용하여 종양 세포를 파괴하거나 성장을 억제하는 방법으로, 특히 수술이 어려운 환자에게 널리 사용된다. 전통적인 방사선 치료는 X선을 이용하며, 주로 종양 부위에 집중적으로 조사하여 주변의 정상 조직에 최소한의 손상을 주는 것을 목표로 한다.

수술이 어려운 폐암 환자의 방사선 치료

조기 폐암의 방사선 치료

조기 폐암의 경우, 수술이 어려운 상황에서는 방사선 치료가 중요한 대안이 된다. 수술이 어려운 이유로는 환자가 고령이거나, 폐 기능이 저하되어 수술 후 회복이 어려운 경우, 또는 종양이 폐의 중심부나 주요 혈관 근처에 위치하여 수술적 제거가 어렵기 때문일 수 있다. 또한 환자가 수술을 거부할 때도 방사선 치료가 고려될 수 있다. 이러한 경우에 방사선 치료는 수술 대신 종양을 효과적으로 치료하는 방법으로 사용된다.

특히, 체부정위 방사선 치료(Stereotactic Body Radiation Therapy, SBRT)는 종양 부위에 매우 정밀하게 고선량의 방사선을 조사하여 종양을 효과적으로 파괴할 수 있다. SBRT는 종양의 크기가 작고, 종양이 주변 림프절이나 장기로 전이되지 않은 경우에 특히 효과적이며, 많은 환자에게서 완치를 기대할 수 있다. 주요 장점으로는 짧은 치료 기간과 높은 국소 제어율을 들 수 있으며, 일반적으로 1~2주일 이내에 모든 치료가 완료된다.

SBRT는 폐 주변의 정상 조직 손상을 최소화하면서도 종양에 높은 선량을 전달할 수 있도록 설계되어 있어 부작용 발생을 줄일 수 있다. 그런데 종양이 중심부에 위치하거나 종양 크기가 큰 경우에는 부작용의 위험이 증가할 수 있다. 이러한 경우에는 치료를 안전하게 진행하기 위해 방사선 치료를 더 많은 횟수로 나누어 시행할 수 있다. 이로 인해 치료 후 지속적인 경과 관찰이 필요하다.

국소 진행성 폐암의 방사선 치료

국소 진행성 폐암의 경우, 방사선 치료는 주로 항암화학 요법과 병행하여 동시항암방사선 치료(Concurrent Chemoradiotherapy, CCRT)로 시행되는 경우가 많다. 이때 방사선 치료는 종양의 크기를 줄이고, 종양의 진행을 억제하며, 증상을 완화시키는 데 중요한 역할을 한다. 특히 항암화학 요법과 병용할 경우 치료 효과가 높아지며, 이를 통해 종양 크기가 감소하고 병의 진행을 막는 데 도움을 줄 수 있다.

국소 진행성 폐암에서 방사선 치료는 일반적으로 5~7주에 걸쳐 긴 시간 동안 진행된다. 이 기간에 환자는 정기적으로 병원을 방문하여 치료를 받아야 한다. 방사선 치료와 항암화학 요법을 병행하면 부작용이 더 크게 나타날 수 있는데, 치료 과정 중에는 점점 심해질 수도 있다. 이러한 부작용은 치료가 끝나면서 서서히 회복되는 경우가 많다.

방사선 치료의 부작용으로는 방사선 폐렴, 식도염, 심혈관계 부작용 등이 발생할 수 있으며, 이러한 부작용은 환자의 건강 상태에 따라 다르게 나타날 수 있다. 특히 항암화학 요법과 병행할 때 부작용이 더 클 수 있으므로, 치료 중에는 환자의 상태를 면밀히 관찰하고 적절한 대처를 해야 한다.

폐암 중입자 치료의 장점

폐암에서 중입자 치료는 기존 방사선 치료와 비교하여 몇 가지 커다란 장점을 제공한다. 중입자 치료는 탄소이온을 이용하여 종양에 방사선을 조사하는 방법으로, 매우 정밀하게 방사선 에너지를 전달하여 종양 세포를 파괴한다. 이 과정에서 중입자는 주변 정상 조직에 미치는 영향을 최소화하면서도 종양 내부에 높은 선량의 방사선을 전달할 수 있다([그림 7-1]).

중입자 치료는 기존의 방사선 치료에 비해 생물학적 효과비가 높아, 특히 저산소 상태의 종양이나 방사선 내성을 가진 종양에서 뛰어난

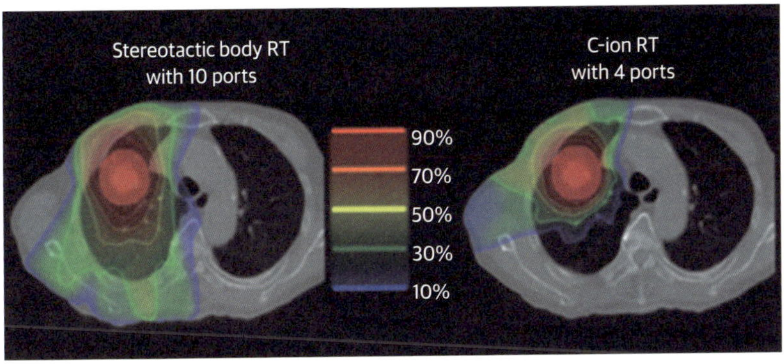

[그림 7-1] 일반적인 폐암 방사선 치료(왼쪽)와 중입자 치료(오른쪽) 비교

© Ohno et al., EPMA Journal, 2013

치료 성적을 보인다. 중입자 치료는 폐암 환자에게 기존 방사선 치료로 충분한 효과를 얻기 어려운 경우에도 높은 국소 제어율을 제공할 수 있으며, 부작용을 최소화하면서도 더 나은 치료 결과를 기대할 수 있다.

특히, 중입자 치료는 기존 방사선 치료로 잘 치료되지 않는 종양에도 효과적이다. 기존 방사선 치료의 국소 제어율은 종양 크기에 따라 70~90%로 보고되며, 방사선 내성을 가진 종양이나 저산소 상태의 종양에서는 제어율이 더 낮을 수도 있다. 반면에 중입자 치료는 종양 크기가 3cm 이하인 경우에 98%, 3cm 이상인 경우에도 80% 이상의 높은 제어율을 보이는데, 이는 기존 치료법과 비교했을 때 유의미한 개선이다. 이와 같은 우수한 치료 효과를 바탕으로 기존 방사선 치료의 한계를 극복할 수 있는 중입자 치료는 앞으로 폐암 치료에서 중요한 역할을 할 것으로 기대된다.

폐암 중입자 치료의 과정

치료 전 준비 과정

중입자 치료를 시작하기 전에, 환자는 방사선종양학과 의사의 진찰을 통해 치료 가능 여부를 평가받게 된다. 이 과정에서 환자의 전신 상태, 종양의 위치와 크기, 그리고 치료의 필요성 등을 종합적으로 고려하여 중입자 치료의 적응증이 결정된다.

폐는 호흡에 따라 움직이는 장기이기 때문에, 중입자 치료 과정 중 종양의 움직임을 정확하게 추적하기 위해 금속 표지자(fiducial marker)를 삽입하기도 한다. 이는 수술을 통해 폐에 삽입되며, 이후 약 1주일에 걸쳐 표지자가 안정되면, 치료 계획을 위해 고정기구를 제작하고, 정확하게 폐암 중입자 치료를 하기 위한 호흡 훈련을 진행한다. 이 훈련은 환자가 일정한 호흡 패턴을 유지할 수 있도록 돕고, 이를 통해 치료의 안전성과 정확성을 높인다.

치료 계획을 위해 컴퓨터 단층촬영 모의 조준(CT simulation)이 필요한데, 실제 치료 시와 동일한 조건에서 CT 촬영을 통해 종양의 정확한 위치와 크기를 파악한다. CT 촬영 시 조영제를 사용할 수 있으며, 이로 인해 드물게 알레르기 반응이 나타날 수 있으므로, 이전에 조영제 부작용이 있었다면 반드시 의료진에게 알려야 한다.

치료 계획 수립

모의 조준 결과를 바탕으로 방사선종양학과 전문의, 의학물리학

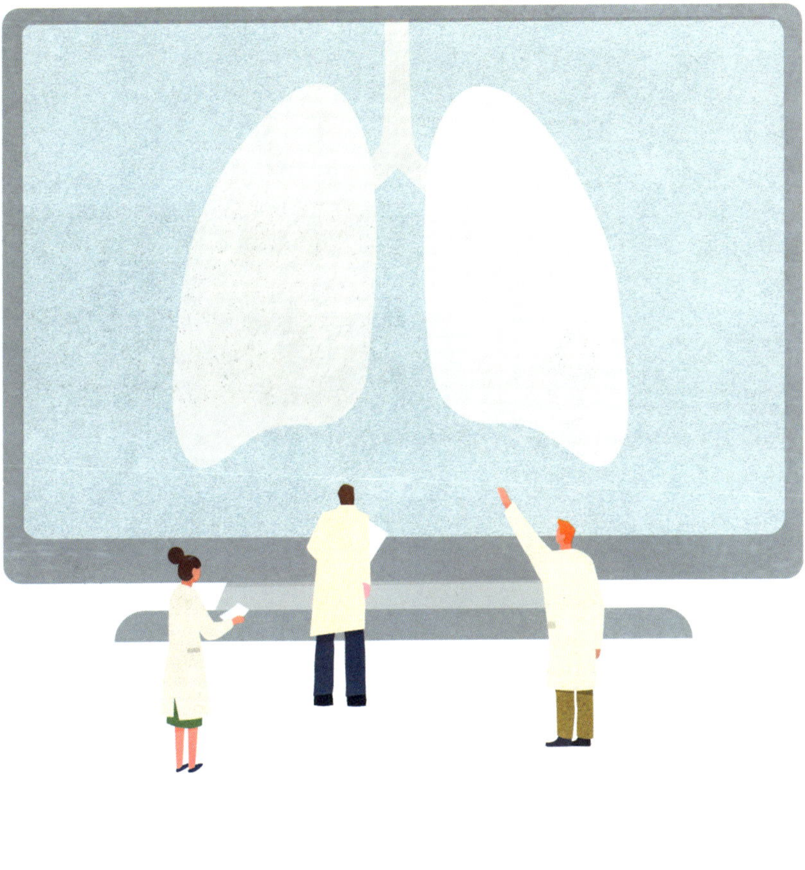

자, 방사선사 등이 협력하여 치료 계획을 수립한다. 이 과정에서 종양 부위에 적합한 방사선 선량, 치료 횟수, 치료 기간 등이 결정되며, 중입자 빔 조사 방식과 시간 등이 결정된다. 특히, 폐의 움직임을 고려하여 호흡 동조(gating) 기술이 사용될 수 있다([그림 7-2]). 이 기술은 환자의 호흡 주기에 따라 방사선을 특정 호흡 단계 또는 계획된 호흡 진폭에서만 전달하는 방법이다. 환자의 호흡은 외부 장치를 통해 실시간으로 모니터링되며, 이를 통해 종양의 위치를 정확하게 추적하고, 방사선이 종양에만 집중되도록 한다.

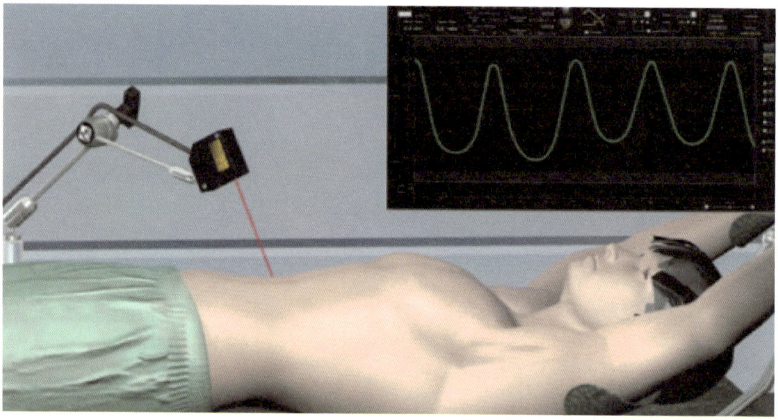

[그림 7-2] 폐암 중입자 치료 계획을 위한 호흡 조절 방법 예시

치료 계획 수립에는 며칠이 소요될 수 있으며, 이 기간에 환자는 병원에 내원하지 않아도 된다. 치료 계획이 완성되면, 의료진은 환자에게 계획된 치료 일정과 과정을 상세히 설명하며, 환자는 본격적인 중입자 치료를 시작하게 된다. 이때 환자는 치료 과정에서 발생할 수 있는 모든 절차와 부작용에 대해 충분히 이해하고, 필요한 경우 질문을 통해 궁금증을 해소할 수 있다.

중입자 치료 과정

중입자 치료는 주로 외래에서 진행되며, 환자는 매일 일정한 시간에 병원을 방문하여 치료를 받게 된다. 치료는 일반적으로 30분에서 1시간 정도 소요되는데, 실제 중입자 조사는 약 5분에서 30분 정도 걸린다. 치료 중에는 환자가 최대한 안정된 자세를 유지해야 하며, 호흡이 일정하게 유지될 수 있도록 주의해야 한다.

의료진은 치료 중의 환자를 조종실의 모니터를 통해 지속적으로 관찰하며, 필요시 환자는 의료진과 마이크, 스피커를 통해 대화할 수 있다. 만약 치료 중 불편함이 발생하거나 몸을 움직여야 하면 응급 버튼을 눌러 즉시 의료진에게 알릴 수 있다.

치료 후 관리

중입자 치료가 완료된 후에도 정기적인 경과 관찰이 필요하다. 치료 중 주 1회 주치의와 면담하여 치료 경과를 점검하고, 필요한 경우 혈액 검사 등 추가적인 검사를 통해 환자의 상태를 지속적으로 평가한다. 치료 후에는 일정 기간 치료 부위의 상태를 모니터링하며, 부작용이 발생하는지 확인한다.

환자는 치료 후 발생할 수 있는 부작용에 대해 의료진의 설명을 듣고, 필요한 경우 적절한 대처 방법을 적용해야 한다. 예를 들어, 치료 후 흉통이나 기침, 호흡 곤란 등의 증상이 나타날 수 있으며, 이때는 반드시 주치의와 상의하여 적절한 치료를 받아야 한다. 이러한 부작용은 치료 후 서서히 회복되는 경우가 많으므로, 환자는 증상이 개선될 때까지 꾸준히 관리해야 한다.

폐암의 중입자 치료 시 주의사항, 부작용 및 관리

주의사항

중입자 치료는 고도로 정밀한 치료법이기 때문에, 환자는 치료 중 안정된 자세를 유지하고 되도록 움직이지 않는 것이 중요하다. 치료 중에는 호흡이 일정하게 유지될 수 있게 신경 써야 하며, 치료 전 의료진의 지시에 따라 자세와 호흡법을 연습하는 것이 도움이 된다. 또한 치료 부위에 표시된 선은 지워지지 않도록 주의해야 하며, 치료 기간에는 민간요법이나 한약 복용을 피하는 것이 좋다.

치료 중에는 무리한 활동도 피해야 한다. 치료가 진행되면서 몸이 피로해질 수 있으므로 충분한 휴식을 취하고 몸에 무리를 주지 않는 것이 중요하다. 이러한 조치는 치료의 안전성을 높이고 부작용 발생을 줄이는 데 도움이 된다.

부작용

중입자 치료는 기존의 방사선 치료에 비해 부작용이 적은 것으로 알려졌지만, 여전히 몇 가지 부작용이 발생할 수 있다. 부작용은 주로 치료받는 부위와 조사된 방사선량에 따라 다르게 나타날 수 있으며, 환자의 전신 상태에 따라 부작용의 정도가 달라질 수 있다.

• 피부 반응

치료 부위의 피부가 붉어지거나 가려움증이 발생할 수 있으며, 드물게 물집이 생기거나 피부가 벗겨질 수 있다. 이러한 증상은 일반적으로 치료 후 개선되지만, 증상이 심할 때는 추가적인 피부 관리가 필요하다.

• 폐렴

방사선 폐렴은 치료 후 몇 주에서 몇 달 이내에 발생할 수 있으며, 기침, 호흡 곤란, 발열 등의 증상이 나타난다. 증상이 경미하면 별다른 치료 없이 자연적으로 호전될 수 있지만, 증상이 심할 때는 스테로이드 등의 약물 치료가 필요할 수 있다.

• 식도염

종양이 식도 근처에 위치한 경우, 방사선 조사로 인해 식도 점막이 손상될 수 있다. 이로 인해 음식 삼킴 곤란, 통증, 쓰림 등의 증상이 발생할 수 있으며, 일반적으로 치료 후 몇 주 내에 호전된다. 증상이 심할 때는 약물 치료나 식사 조절이 필요할 수 있다.

• 갈비뼈 골절

중입자 치료 후 갈비뼈가 약해져 골절이 발생할 수 있다. 이러한 골절은 주로 통증을 동반하며, 시간이 지나면서 자연스럽게 치유된다. 일반적으로 추가적인 치료는 필요하지 않으며, 통증이 심한 경우 진통제를 사용할 수 있다.

부작용 관리 방법

부작용을 최소화하기 위해서는 정기적인 경과 관찰과 필요한 경우 적절한 치료가 중요하다. 예를 들어, 방사선 폐렴이 발생하면 주치의와 상의하여 스테로이드제 복용이나 산소 치료를 받을 수 있으며, 식도염이 발생하면 증상 완화를 위한 약물 처방과 함께 식사 조절이 필요하다. 갈비뼈 골절은 일반적으로 특별한 치료 없이 자연적으로 치유되지만, 통증이 심할 때는 진통제를 사용할 수 있다.

환자는 치료 중 또는 치료 후 발생할 수 있는 부작용에 대해 의료진과 긴밀히 소통해야 하며, 증상이 나타나면 주저하지 말고 즉시 의료진에게 알려야 한다. 치료 후 일정 기간은 환자의 건강 상태를 지속적으로 모니터링하여 부작용이 악화되지 않도록 주의해야 한다. 또한 무리한 활동을 피하고 충분한 휴식을 취하여 신체를 회복시키는 것이 중요하다.

08

방사선저항성 극복을 향해, 육종 중입자 치료

윤홍인 연세암병원 중입자치료센터 교수(방사선종양학과)

최서희 연세암병원 중입자치료센터 교수(방사선종양학과)

육종은 뼈와 연부조직에서 발생하는 악성 종양으로, 매우 드물게 발생하는 암종 중 하나다. 육종은 발생 부위에 따라 크게 두 가지 골육종(Bone Sarcoma)과 연부조직 육종(Soft Tissue Sarcoma)으로 나뉜다. 각각의 육종은 발생 부위와 암의 종류에 따라 다양한 특성을 보이고, 그에 따라 알맞은 치료 방법을 사용하게 된다.

육종의 특성

골육종

골육종은 뼈에서 발생하는 악성 종양으로, 대표적인 유형으로는 골육종, 연골육종, 유잉육종 등이 있다. 골육종(Osteosarcoma)은 뼈에서 발생하는 가장 흔한 유형의 육종으로, 주로 청소년기에 발생하며, 급

속히 자라는 성향을 보인다. 이 암종은 긴 뼈, 특히 무릎 주변에서 많이 발생하며, 뼈를 손상시키고 주변 조직으로 빠르게 퍼지는 특징이 있다. 골육종은 높은 악성도를 가지며, 초기 발견이 어려운 경우 치료가 복잡해질 수 있다. 유잉육종(Ewing's sarcoma) 또한 주로 청소년기에 발생하며, 주로 뼈와 주변 연조직에서 나타나는 종양이다. 골육종은 전체 악성 종양 중 약 0.2%를 차지하며, 매우 드물게 발생하지만, 젊은 연령층에서의 발병률이 상대적으로 높다.

연부조직 육종

연부조직 육종은 근육, 결합조직, 지방, 혈관, 신경 등의 연부조직에서 발생하는 악성 종양이다. 연부조직 육종의 종류는 매우 다양하며, 대표적인 유형으로는 지방육종(Liposarcoma), 평활근육종(Leiomyosarcoma), 악성 신경초종(Malignant Peripheral Nerve Sheath Tumor) 등이 있다. 연부조직 육종은 신체의 어느 부위에서든 발생할 수 있지만, 주로 사지(팔, 다리)와 후복막(복부와 척추 사이의 연부조직)에 많이 발생하는 경향이 있다. 이 육종은 성인에서 더 자주 발생하며, 일부 유형은 방사선 치료에 대한 내성이 있어 치료가 까다로운 경우가 많다. 연부조직 육종은 초기 증상이 거의 없어, 종양이 커진 후에 발견되는 경우가 많다.

육종의 발생 부위 및 특징

육종은 신체의 다양한 부위에서 발생할 수 있다. 골육종은 주로 팔과 다리 같은 긴 뼈에서 발생하며, 연부조직 육종은 근육, 지방, 신경 등 신체 전반에 걸쳐 분포된 연부조직에서 발생한다. 약 50%의 골육종과 연부조직 육종은 팔이나 다리에서 시작되며, 40%는 복부나 몸통에서, 나머지 10%는 머리나 목에서 발생한다. 종양이 발생하는 부위에 따라 치료 방법이 달라지며, 종양의 크기와 전이 여부에 따라 병기가 결정된다.

육종의 진단, 병기 및 악성도 평가

육종의 진단을 위해 혈액 검사, 단순 방사선 촬영, CT, MRI 및 뼈 스캔(bone scan), 핵의학 검사 같은 영상 검사를 시행하며 조직 검사를 통해 확진한다. 확진 후 병기 설정을 위해 추가로 CT 혹은 PET-CT를 시행할 수 있다. 육종은 일반적으로 림프절 전이보다는 원격 전이가 더 빈번한데, 육종의 종류에 따라 림프절 전이를 잘하는 경우도 있어서 조직 검사로 정확한 진단을 하는 것이 치료 전략을 세우는 데 매우 중요하다.

육종의 병기는 종양의 크기, 깊이, 림프절 침범 여부, 다른 부위로의 전이 상태에 따라 TNM 병기로 설정된다. 종양의 크기와 깊이는 치료 전략을 결정하는 중요한 요소이며, 이 외에도 종양의 악성도(grade)가 중요한 요인으로 작용한다.

악성도는 종양 세포를 현미경으로 분석하여 세포가 정상 세포와 얼마나 다른지, 즉 종양이 얼마나 빠르게 자라고 전이될 가능성이 있는지를 평가하는 기준이 된다. 고등급(high-grade) 육종은 세포가 더 불규칙하고 분화가 덜 되어 있어, 다른 장기로 전이될 가능성이 더 크다.

이에 따라 초기 단계에서는 상대적으로 완치 가능성이 크지만, 진행된 병기에서는 치료가 더욱 어려워진다.

육종의 증상

육종의 증상은 종양이 발생하는 부위에 따라 다르며, 초기 단계에서는 증상이 거의 없거나 경미할 수 있다. 골육종은 초기에는 운동 시 뼈에서 통증이 느껴지지만, 안정 시에는 통증이 완화되기 때문에

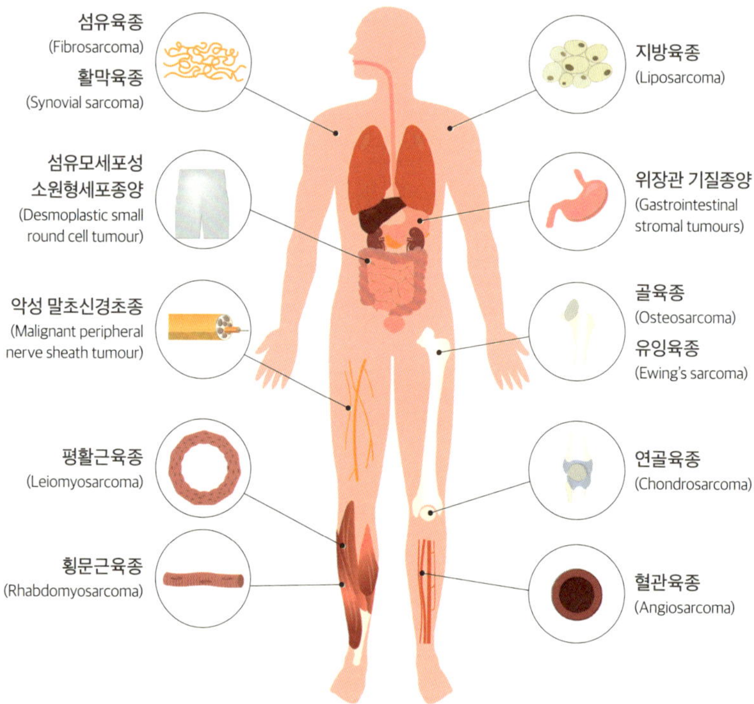

[그림 8-1] 골, 연부조직 육종 종류

환자가 단순한 운동 통증으로 착각할 수 있다. 그러다 시간이 지나면 통증이 지속되고, 종양이 커지면서 주변 조직이 붓거나 염증이 발생할 수 있다. 연부조직 육종은 종괴(덩어리)로 나타나며, 팔이나 다리 같은 겉에서 만져지는 부위에서는 환자가 쉽게 발견할 수 있지만, 복부나 흉부의 깊은 곳에 발생하면 종양이 상당히 커질 때까지 발견되지 않는 경우도 많다.

육종에서 방사선 치료의 역할

육종의 치료는 암의 종류, 위치, 크기, 그리고 전이 여부에 따라 달라진다. 치료의 기본 목표는 종양을 완전히 제거하거나 억제하는 것이며, 이를 위해 수술, 항암화학 요법, 방사선 치료가 주요 치료 방법으로 사용된다. 최근에는 전통적인 치료법에 더해 양성자, 혹은 중입자 치료와 같은 최첨단 방사선 치료가 육종 치료에 중요한 역할을 하고 있다.

수술적 절제

수술은 대부분의 육종 치료에서 핵심적인 치료 방법이다. 특히 골육종과 연부조직 육종 모두에서 종양을 완전히 제거하는 수술적 절제가 최선의 치료 방법으로 여겨진다. 종양을 주변의 정상 조직과 함께 광범위하게 절제하는 것이 원칙이다. 이렇게 함으로써 종양이 전이되거나 재발할 가능성을 최소화할 수 있다. 과거에는 종양이 팔이나 다리와 같은 부위에 발생하면 종종 절단술이 시행되었으나, 현대의 치료법은 환자의 삶의 질을 높이기 위해 가능한 한 사지 보존술을 우선으로 고려한다. 이 같은 경우 종양을 제거한 후 결손 부위에는 인공 보조물이나 재건술을 통해 기능을 최대한 유지할 수 있도록 한다.

항암화학 요법

항암화학 요법은 주로 골육종 치료, 악성도가 높거나 원격 전이를 동반한 육종에서 중요한 역할을 한다. 수술 전에 항암화학 요법을 통해 종양의 크기를 줄여 수술을 더 용이하게 하고, 전이 위험을 줄이는 데 도움을 줄 수 있다. 수술 후에는 남아 있을 수 있는 미세한 암세포를 제거하여 재발 위험을 줄이기 위한 보조적 항암화학 요법이 시행된다. 여러 항암제를 혼합하여 치료 효과를 극대화하며, 주로 독소루비신(doxorubicin) 같은 약물이 사용된다. 연부조직 육종에서는 전이된 상태이거나 수술이 불가능한 경우 항암화학 요법이 치료의 중요한 옵션이 된다.

방사선 치료

방사선 치료는 육종 치료에서 수술과 항암화학 요법을 보조하는 중요한 역할을 한다. 특히 연부조직 육종에서 수술 전 방사선 치료는 종양의 크기를 줄여 절제 가능성을 높이는 데 도움을 줄 수 있으며, 수술 후 방사선 치료는 남아 있을 수 있는 잔여 종양을 제거하여 재발 위험을 줄이는 데 사용된다. 골육종에서 방사선 치료는 일반

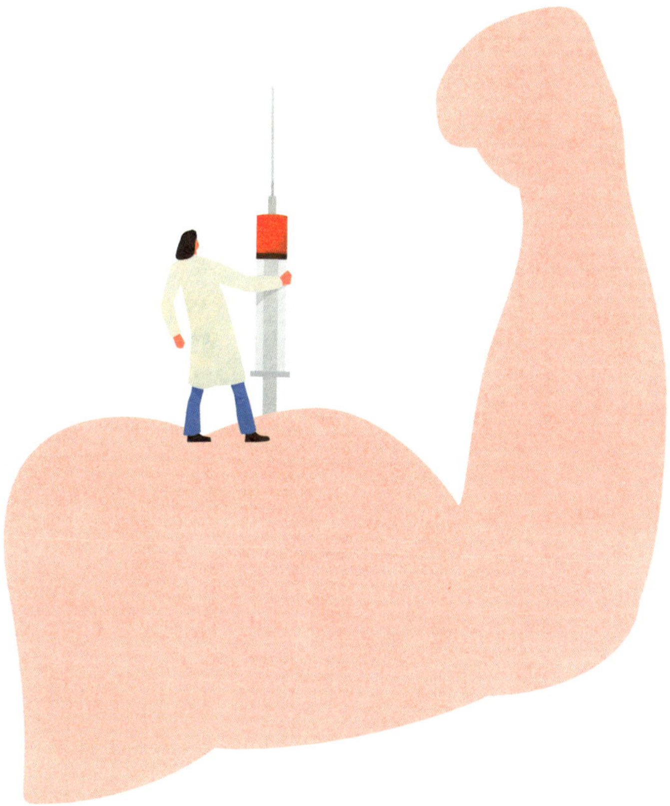

적으로 효과가 낮지만, 최근 중입자 치료와 같은 고정밀 방사선 치료법이 등장하면서 특정 경우에서 방사선 치료의 역할이 다시 주목받고 있다. 특히 브래그 피크(Bragg Peak)라는 물리학적 특성과 기존 X선 방사선 치료 및 양성자 치료에 비해 높은 상대적 생물학적 효과비(RBE)를 가진 중입자 치료는 방사선저항성을 가진 육종 및 수술이 어려운 부위에 있는 종양을 치료하는 데 효과적이다.

재발 및 전이된 육종 치료

육종은 특히 폐와 같은 장기로 쉽게 전이될 수 있는데, 전이가 발생하면 치료가 더욱 어려워진다. 폐로 전이되었을 때 폐 절제술이 가능하다면 이를 통해 생존 기간을 연장할 수 있다. 다만, 다발성 전이가 있거나 수술적 제거가 어려운 경우에는 항암화학 요법이나 방사선 치료가 주로 사용된다. 재발한 육종 또는 전이가 동반된 육종에 증상 조절의 목적 등으로 방사선 치료가 시행될 수도 있다.

육종 방사선 치료의 한계와 극복 과제

육종의 방사선 치료에는 여러 가지 한계와 어려움이 있다. 우선, 방사선저항성이 주요 문제 중 하나다. 일부 육종, 특히 골육종은 방사선에 대한 저항성이 강해, 고선량의 방사선을 조사하더라도 치료 효과가 제한적일 수 있다. 이는 방사선 치료의 효율성을 떨어뜨리며, 결국 더욱 강력한 치료법이나 다른 치료법과의 병합이 필요해진다. 연부조직 육종에서도 일부 유형은 방사선에 상대적으로 반응이 적어, 치료 결과에 영향을 미칠 수 있다.

해부학적 위치도 방사선 치료에서 큰 도전 과제다. 육종은 종종 척추, 두개저, 후복막과 같이 완전 절제가 어렵고 주변 구조가 복잡한 해부학적 위치에서 발생하는데, 이러한 부위는 주변에 중요한 신경과 혈관이 밀집해 있어 방사선 치료 적용 시 정상 조직의 보호가 매우 어렵다. 특히 이러한 부위에 방사선을 정확히 조사하기 위해서는 매우 정밀한 치료 계획이 필요한데, 잘못된 경우에는 심각한 부작용을 초래할 수 있다.

더불어, 부작용 위험도 중요한 문제다. 육종 치료에 필요한 고선량 방사선은 골 괴사, 연조직 괴사 같은 부작용을 일으킬 수 있다. 이는 정상 조직의 손상으로 인해 발생하는 합병증으로, 환자의 삶의 질에 부정적인 영향을 미칠 수 있다. 따라서 방사선 치료를 신중하게 계획하고 수행하여 장기적인 부작용을 최소화하는 것이 매우 중요하다.

이와 같은 어려움에도 불구하고, 방사선 치료는 수술이 어려운 경우나 수술 후 잔존 종양을 제거해야 하는 경우, 장기 보존 수술이 시행되는 경우에 매우 중요한 역할을 한다. 특히, 방사선 치료는 수술로 제거하기 어려운 부위의 종양 크기를 줄이거나 완전히 제거하는 유일한 방법일 수 있다. 최신 방사선 치료 기법인 중입자 치료와 같은 고도화된 치료법은 이러한 방사선 치료의 한계를 극복할 수 있는 잠재력을 지니고 있으며, 육종 치료에 더 큰 가능성을 제공할 것으로 기대된다.

육종에서 중입자 치료의 적용

중입자 치료는 최근 육종 치료에서 주목받고 있는 방사선 치료 방법이다. 기존 방사선 치료보다 높은 에너지와 생물학적 효과를 가진 탄소 이온을 사용하여, 종양을 정밀하게 공격하면서도 주변 정상 조직에는 최소한의 영향을 미친다. 중입자 치료는 특히 방사선에 저항적인 종양, 수술이 어려운 부위에 있는 종양을 효과적으로 치료할 수 있는 대안으로 떠오르고 있다. 중입자 치료는 암세포의 DNA를 더 심각하게 손상시키고, 주변 정상 조직을 더 잘 보호할 수 있어 치료 후 부작용이 적다. 이러한 특성 덕분에, 특히 육종 치료에서 중입자 치료가 매우 효과적인 대안이 될 수 있다.

연세암병원에서는 다음의 기준에 해당하는 육종 환자에게 중입자 치료 적용을 고려한다. 중입자 치료의 적용은 크게 두 가지로 나눌 수 있다. 첫째, 수술적 절제가 불가능한 경우, 둘째, 수술 후 잔존 병소가 남아 추가적인 방사선 치료가 필요한 경우다.

중입자 치료가 적합한 환자는 다음의 기준 또한 충족해야 한다. 첫째, 조직학적으로 육종이 확진된 환자여야 한다. 둘째, 림프절이나 원격 전이가 없는 환자여야 한다. 셋째, 중입자 치료로 커버할 수 있는 일정 기준 이하의 크기 종양이어야 한다.

그 외에도, 환자는 중입자 치료를 견딜 수 있는 양호한 전신 상태를 유지하고 있어야 하며, 이전에 동일 부위에 방사선 치료를 받은 적이 있거나, 치료 직전에 항암약물 치료를 받은 경우는 중입자 치료 적용이 어려울 수 있다.

이러한 조건을 모두 충족할 때, 육종에서 중입자 치료가 고려될 수 있다. 하지만 전체적인 병의 경과와 환자 상태를 고려했을 때, 전신 항암약물 치료, 수술 등 다른 치료법이 더 적합한 경우도 있다. 따라서 중입자 치료가 가능한 경우인지, 그리고 이를 통해 충분히 안전하면서도 효과를 기대할 수 있는 상황인지를 전문 의료진이 면밀히 검토한 후, 중입자 치료 시행 여부를 신중하게 결정해야 한다.

육종 중입자 치료의 임상적 근거

골육종의 중입자 치료

골육종은 방사선에 대한 저항성이 높아 기존 치료법으로는 치료 성과를 얻기 어려운 경우가 많다. 특히 종양이 수술로 절제하기 어려운 위치에 있거나 크기가 큰 경우, 치료가 매우 복잡해지며, 이러한 상황에서 중입자 치료가 효과적인 대안이 될 수 있다.

일본국립방사선의학종합연구소(NIRS)에서 실시한 연구에 따르면, 중입자 치료를 받은 환자들의 5년 국소 제어율은 77.2%, 생존율은 81%로 보고되었다. 또한 천골 척색종이나 연골육종 환자에게서도 2년 국소 제어율이 80%를 초과하는 결과가 나타났다.

군마대학병원의 연구에서는 수술이 불가능한 골육종 환자를 대상으로 중입자 치료를 시행한 결과, 3년 국소 제어율이 62%, 생존율이 51%에 달하는 성과를 보였다. 다수의 임상 연구를 메타분석한 결

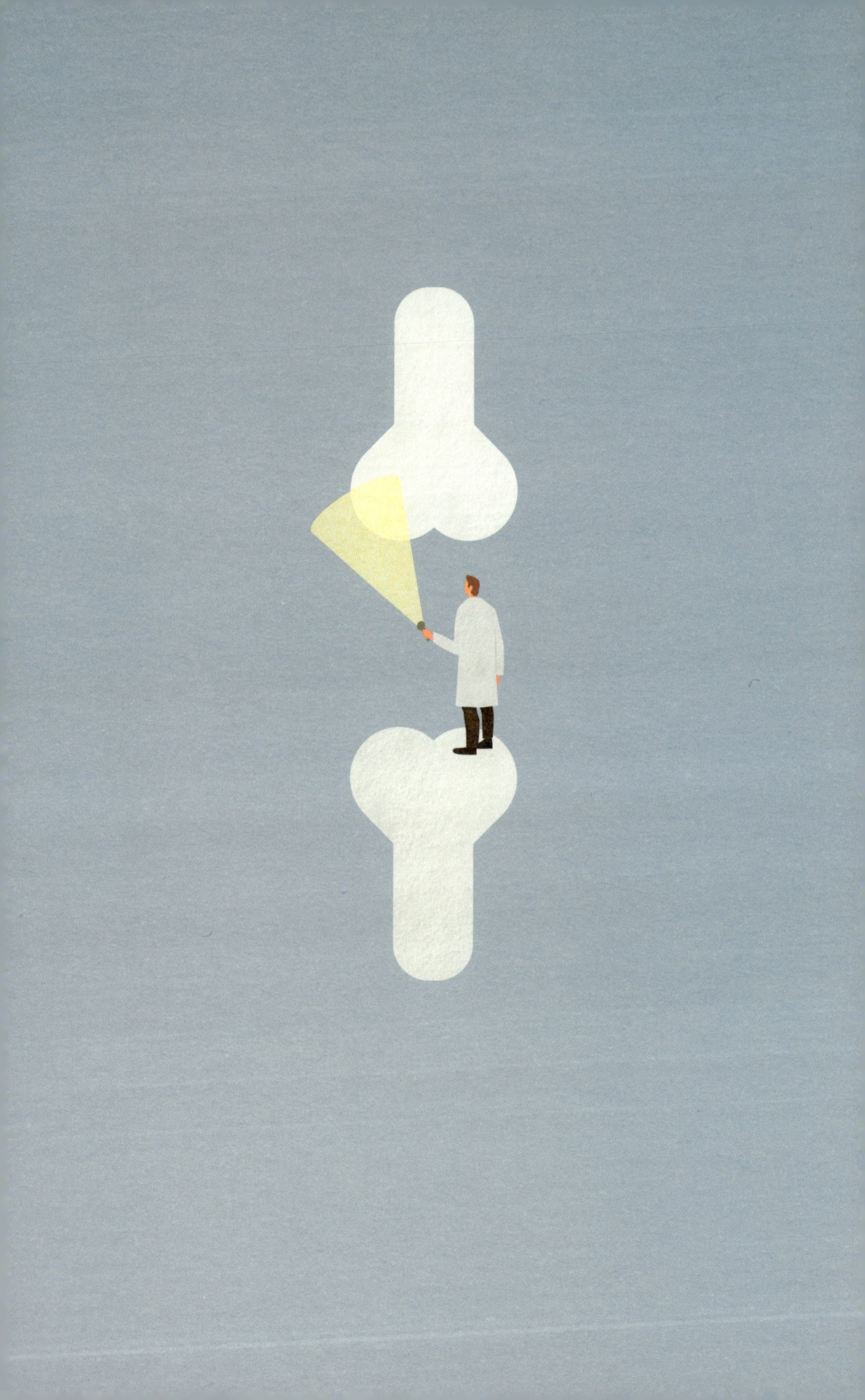

과, 중입자 치료 후 5년 국소 제어율은 74%, 생존율은 73%이며 대부분 1~2도의 경미한 부작용만 발생하는 등 우수한 치료 효과가 확인되었다.

중입자 치료는 두개저 척색종과 연골육종 환자들에게서도 우수한 치료 성과를 보였다. 독일 하이델베르크 이온빔 치료 센터의 연구에서는 두개저 척색종 환자에게 중입자 치료를 시행한 결과, 5년 국소 제어율이 72%, 10년 제어율이 54%로 보고되었으며, 연골육종 환자의 경우 3년 제어율이 96.2%, 10년 제어율이 88%로 매우 좋은 성과를 보였다.

중입자 치료는 척수 골육종이나 사지 골육종에서도 그 효과가 입증되었으나, 사지 골육종에서는 중입자 치료 후 골절 가능성이 존재하여 신중한 접근이 필요하다. 또한 일부 연구에서 육종이 동반된 소아 및 청소년 환자에게도 중입자 치료가 효과적임이 보고되었으며, 성장 장애나 2차 악성 종양 발생은 없었다.

결론적으로, 중입자 치료는 다양한 골육종에서 높은 국소 제어율과 생존율, 낮은 부작용 발생률로 유망한 치료법으로 평가받고 있다. 다만, 다른 치료법과의 전향적 비교 연구의 부족이나 장기 추적관찰 데이터의 제한, 일부 위치에서의 높은 부작용 가능성을 고려해 신중한 적용이 필요하다.

연부조직 육종의 중입자 치료

후복막 육종은 연부조직 육종 중에서도 특히 치료가 까다로운 유형으로, 종양이 위장관 같은 주요 장기와 가까이 위치해 치료 과정에서 큰 도전 과제를 안겨 준다. 이러한 위치적 특성 때문에 증상 발현이 늦고, 증상 발현을 시작으로 진단이 되면 이미 종양의 크기가 매우 커진 상황이 대부분이다. 수술적 절제가 어려운 경우가 많으며, 방사선 치료 범위도 매우 넓다. 중입자 치료는 이 같은 경우에 유망한 대안이 될 수 있다. 1997년부터 일본국립방사선의학종합연구소에서는 절제가 불가능한 후복막 육종 환자를 대상으로 중입자 치료를 시행해 왔다. 특히 장기와 광범위하게 부착되지 않고 크기가 20cm 이하인 경우 중입자 치료를 시행했으며, 그 결과 5년 국소 제어율 69%, 전체 생존율 50%가 보고되었다. 위장관 합병증이나 2등급 이상의 독성 반응은 나타나지 않았다.

이 결과는 중입자 치료가 후복막 육종에서 효과적인 치료 옵션임을 시사한다. 후복막 육종뿐만 아니라 다양한 위치의 연부조직 육종에도 중입자 치료를 시행한 결과, 5년 국소 제어율 54%, 전체 생존율 46%로 보고되었으며, 3등급 이상의 후기 부작용이 4명에게서만 발생했다. 이러한 연구 결과들은 중입자 치료가 수술이 어려운 연부조직 육종 치료에서 중요한 역할을 할 수 있음을 학술적으로 뒷받침한다.

하지만 모든 연부조직 육종에 중입자 치료 적용이 가능한 것은 아니다. 특히 위장관과 인접한 종양에서는 중입자 치료를 이용하더라도 위장관계 천공, 출혈 등의 심각한 부작용 발생 가능성을 완전히 배제하기 어렵다.

이런 경우, 의료진은 종양과 인접 장기 간의 거리를 확보해 부작용을 최소화하기 위한 추가적인 조치를 고려할 수 있다. 그중 하나가 치료 전 스페이서(spacer) 삽입이다. 스페이서는 종양과 중요한 장기 사이에 물리적 거리를 확보해 방사선이 인접 장기로 조사되는 것을 방지하는 역할을 한다. 이 방법을 통해 중입자 치료를 종양 부위에 집중하여 더욱 안전하고 효과적으로 적용될 수 있으며, 방사선 조사로 인한 합병증 발생을 줄일 수 있다. 스페이서 삽입은 복잡한 해부학적 위치에 있는 종양, 특히 후복막이나 골반 부위에 위치한 연부조직 육종에서 유용할 수 있다. 이 과정은 종양의 위치와 크기, 주변 장기와의 관계를 면밀히 분석한 후 의료진의 판단에 따라 치료 전 충분한 사전 준비와 협의를 통해 시행된다.

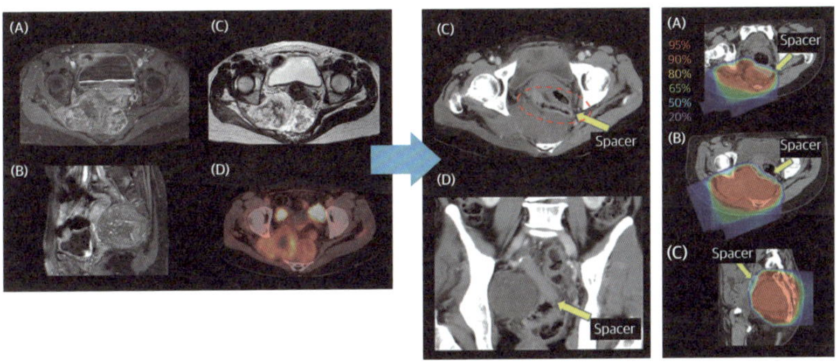

spacer 삽입 전
sacral chordoma 환자 예시:
직장과 종양이 인접한 상태

spacer 삽입 후 & 중입자 치료 계획
직장과 종양 사이 공간이 확보되어 직장을 피해
종양 부위 고선량 방사선 조사가 가능해짐

[그림 8-2] 위장관 인접 육종에서 스페이서 삽입 후 중입자 치료 예시

© Shiba et al., JRR, 2021

육종 중입자 치료 진행 과정

중입자 치료를 받기 위해서는 방사선종양학과 전문 의료진의 진찰뿐 아니라, 우선 육종 정밀의료 클리닉 소속 의료진의 다학제적인 논의가 필요할 수 있다. 방사선종양학과, 정형외과, 외과, 성형외과, 종양내과, 병리과, 영상의학과 등 여러 분야의 전문 의료진이 환자의 상태를 면밀히 검토한 후, 중입자 치료가 적합한지를 결정한다. 만약 중입자 치료가 적합하지 않다고 판단될 경우, 항암약물 치료나 수술적 절제 등의 다른 치료법을 우선 고려하게 된다. 중입자 치료가 결정되면, 환자는 치료 계획을 수립하는 과정에 들어가게 된다.

연세암병원에서 육종 중입자 치료는 일본국립방사선의학종합연구소의 임상 연구 프로토콜을 기반으로 시행될 예정이다. 중입자 치료 준비 과정은 다음과 같은 순서로 진행된다.

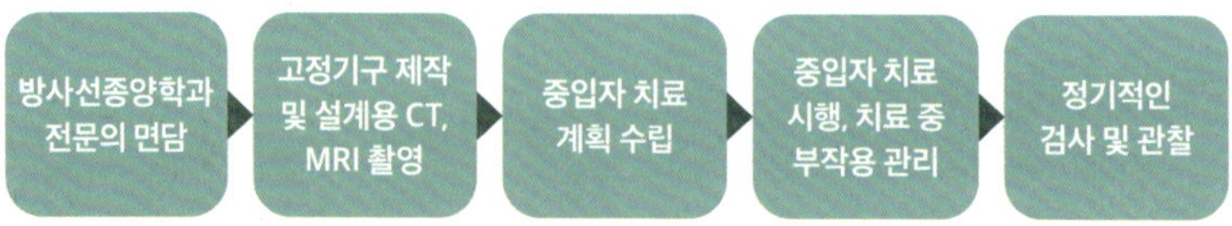

중입자 치료는 일반 방사선 치료보다 정교한 전신 고정기구가 필요하며, 이를 통해 치료 중 환자의 움직임을 최소화한다. 종양의 위치에 따라 엎드린 자세 혹은 누운 자세로 치료가 진행된다. 또한 종양의 정확한 위치와 크기를 파악하기 위해 설계용 CT 영상을 촬영하며, 필요시 MRI나 PET-CT 영상을 함께 시행한다. 이러한 영상을 바탕으로

종양의 크기, 위치, 그리고 주변 정상 조직과의 관계를 고려하여 종양의 경계를 설정하고, 방사선을 어느 범위에 조사할지를 결정한다. 치료 범위는 종양 부위를 기준으로 하되, 주변 정상 조직에 대한 방사선 피폭을 최소화하도록 정밀하게 설정된다.

방사선종양학과 전문의는 이 영상을 바탕으로 종양 도식화 및 방사선량과 치료 횟수를 결정한다. 계획 수립 후, 치료의 정확성과 안전성을 확인하기 위해 가상 인형(팬텀)에 중입자 빔을 조사하는 과정이 추가된다. 이 치료 계획 과정에는 약 1~2주가 소요된다.

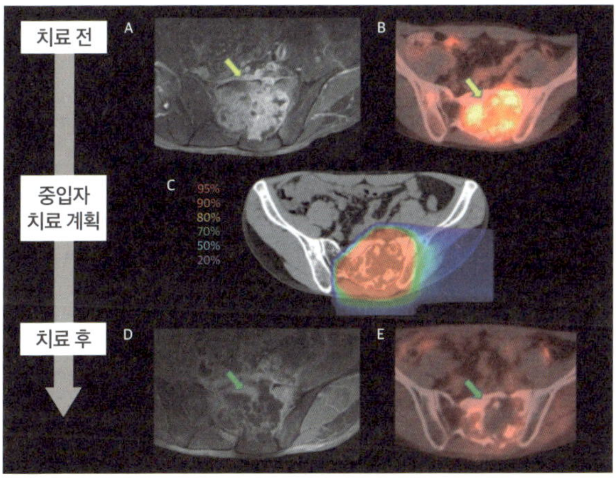

[그림 8-3] 중입자 치료 계획 예시

© Shiba et al., Cancers, 2021

이후, 계획된 대로 중입자 치료가 진행되며 치료 시간은 1회당 20~30분이다. 실질적으로 중입자 치료 빔이 나가는 시간은 5분 정도이며, 대부분 자세를 잡고 준비하는 데 시간이 소요된다. 육종 중입자 치료는 보통 16회 시행되는데, 치료 부위에 따라 결정된다. 치료는 화요일에서 금요일까지 매일 1회씩, 회전형 갠트리를 이용하여 시행될 것이다. 치료 중에 경과 확인을 위한 CT 영상 촬영이나 설계 변경 과정이 추가될 수 있다.

치료 중에 1~2주마다 방사선종양학과 주치의와 외래 면담이 이루어진다. 이때 진행 중인 중입자 치료에 대한 설명을 듣고, 치료 관련 반응이나 부작용 등을 상의하고 필요한 처방을 받을 수 있다. 필요시 혈액 검사, 영상 촬영을 하기도 한다. 다만, 일반적으로 치료 기간에는 치료 결과를 알기 어려우며, 계획된 모든 치료 완료 1~2개월 후 필요한 영상 검사를 통해 치료 결과를 확인해야 한다.

육종 중입자 치료 시 부작용 관리

중입자 치료는 육종 치료에서 효과적인 치료법으로 평가받고 있지만, 치료 과정에서 발생할 수 있는 부작용의 철저한 관리가 필요하다. 중입자 치료의 부작용은 치료 부위에 따라 다양하게 발생한다. 예를 들어 흉부 치료 시 폐렴 혹은 폐섬유화, 복부 치료 시 장염 혹은 장천공, 신경 주변 치료 시 신경병증 등 위치에 따라 특징적인 부작용이 생길 수 있다. 부위별 부작용은 다른 암종에 대한 설명을 다룬 장들을 참고하길 바란다.

다른 치료처럼 부작용 발생 시기에 따라 급성과 만성 부작용으로 나뉘며, 이를 적절히 관리하는 것이 중요하다.

급성 부작용

급성 부작용은 치료 기간 중 또는 치료 종료 후 3개월 이내에 주로 발생하며, 대부분 경미하고 시간이 지나면서 자연스럽게 호전되는 경우가 많다. 주로 피로감, 피부 반응, 염증 등이 나타난다. 피부 반응으로는 홍반, 가려움증, 피부 벗겨짐 등이 생길 수 있으며, 이러한 증상은 치료 부위의 피부가 고에너지 방사선에 노출되면서 발생한다. 염증은 방사선이 조사된 부위의 연조직에 발생할 수 있으며, 적절한 약물 치료와 관리가 필요하다. 또한 중입자 치료 후 피로감이 나타날 수 있으며, 이는 대부분 일시적인 현상으로 치료가 종료되면 호전된다.

만성 부작용

만성 부작용은 치료 종료 후 수개월에서 수년 후에 나타날 수 있는 부작용이다. 대표적으로 방사선 조사 부위의 조직 섬유화, 골 괴사, 신경 손상 등이 발생할 수 있다. 예를 들어, 골육종 환자는 방사선이 조사된 뼈 부위에 골절이 발생할 가능성이 있으며, 특히 사지에 중입자 치료를 시행했을 때는 골절 위험이 커질 수 있다. 또한 연부조직 육종 환자의 경우 방사선으로 인해 주변 신경이나 혈관이 손상될 가능성도 있어 장기적인 관찰과 관리가 필요하다.

부작용 예방 및 관리

부작용을 예방하고 관리하기 위해서는 치료 전 정밀한 계획 수립과 치료 중 정기적인 경과 관찰이 중요하다. 치료 전에 CT, MRI 등의 영상 검사를 통해 방사선 조사 범위를 정확히 설정하고, 주변의 정상 조직에 미치는 영향을 최소화해야 한다. 또한 치료 후 정기적인 검사를 통해 부작용의 징후를 조기에 발견하고, 적절한 대처를 해야 한다. 환자는 치료 전후 주의사항을 철저히 따르고, 의료진과의 지속적인 상담을 통해 부작용을 관리하고 적절한 조치를 한다.

09

난치성 두경부암 환자를 위한 중입자 치료

김경환 연세암병원 중입자치료센터 교수(방사선종양학과)

위찬우 연세암병원 중입자치료센터 교수(방사선종양학과)

이창걸 연세암병원 중입자치료센터 교수(방사선종양학과)

두경부암은 머리와 목 부위에서 발생하는 다양한 암을 포함하는 포괄적인 용어이다. 이 부위에는 구강, 인두, 후두, 비강, 부비동, 침샘, 그리고 두개저와 같은 여러 중요한 해부학적 구조가 포함된다. 안구 종양의 경우 따로 분류되기도 하지만, 이 장에서 함께 다룰 것이다. 두경부암은 이러한 부위의 상피세포에서 발생하는 악성 종양으로, 조직학적으로 다양한 형태를 보인다.

두경부암 개요

두경부암의 분류

두경부암은 발생 부위에 따라 크게 구분되며, 주로 다음과 같은 유형으로 나눌 수 있다([그림 9-1]).

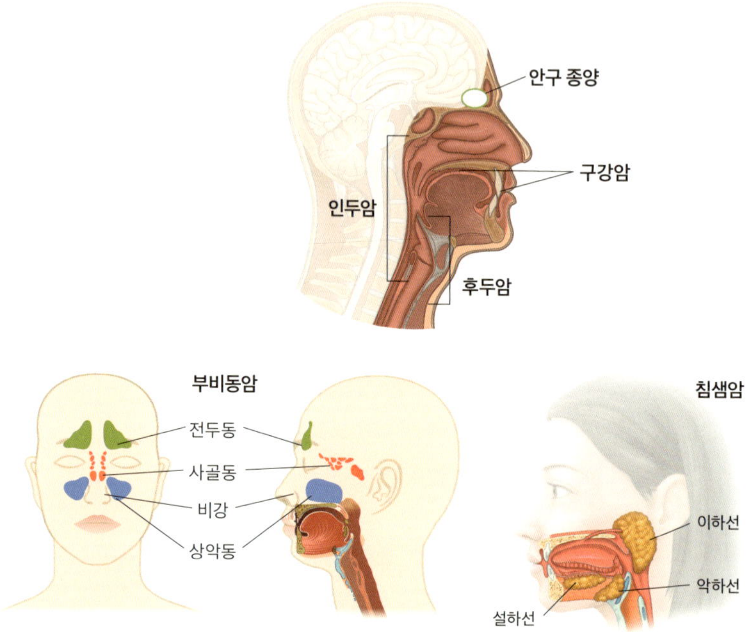

[그림 9-1] 두경부암의 해부학적 분류

- **구강암:** 혀, 잇몸, 입천장, 입술 등 구강 내에서 발생하는 암으로, 주로 편평상피세포암이 많다.
- **인두암:** 인두(구강인두, 비인두, 하인두)에 발생하는 암으로, 특히 편평상피세포암이 가장 흔하다.
- **후두암:** 성대와 후두에 발생하는 암으로, 음성 변화와 관련된 증상을 유발할 수 있다.
- **비강 및 부비동암:** 코 안쪽과 주변 부비동에 발생하는 암으로, 드물지만 주변에 뇌실질, 안구 등이 인접해 있어 진행된 암에서는 완전한 수술적 절

제가 힘든 경우가 많다.

- **침샘암**: 이하선, 악하선, 설하선 등 침샘에서 발생하는 암으로, 다양한 조직학적 아형을 가진다. 이하선의 경우 안면신경이 인접해 있어 수술적 제거 시 안면마비의 가능성이 커서 치료가 까다롭다.
- **두개저 종양**: 두개저 부위에 발생하는 종양으로, 주변의 다양한 뇌신경을 포함하여 매우 복잡한 해부학적 구조로 인해 치료가 어려운 경우가 많다.
- **안구 종양**: 안구 내에 발생하는 종양으로, 대부분 포도막에 발생하는 흑색종이 이에 속하며 안구 보존과 종양 치료 두 가지를 동시에 달성해야 하는 어려움이 있다.

조직학적 유형

두경부암은 조직학적으로도 다양한 유형으로 나뉜다. 가장 흔한 유형은 편평상피세포암(squamous cell carcinoma)으로, 두경부암의 약 90%를 차지한다. 이 외에도 다음과 같은 조직학적 아형이 존재하는데, 중입자 치료의 대상이 되는 대표적 일부만 나열하였다.

- **편평세포암(squamous cell carcinoma)**: 대부분의 두경부암에서 발생하며, 일반적으로 흡연과 음주와 밀접한 관련이 있다.
- **선양낭성암종(adenoid cystic carcinoma)**: 주로 침샘에서 발생하며 이하선, 악하선 등의 큰 침샘 외에도 점막의 작은 침샘에서도 발생한다. 신경을 따라 퍼지는 특성이 있어 치료가 어렵다.
- **악성 점막 흑색종(malignant mucosal melanoma)**: 두경부의 점막에

서 발생하며 주로 부비동 내 점막에서 많이 발생하고 구강, 인두에서도 발생할 수 있다.

- **기타 침샘암:** 선양낭성암종 외에도 점액표피양암종(mucoepidermoid carcinoma), 선방세포암(acinar cell carcinoma), 선암종(adenocarcinoma), 타액선 도관 암종(salivary duct carcinoma) 등이 있다.

두경부암의 난치성

두경부암이 난치성인 이유는 그 위치와 구조적 복잡성, 그리고 종양의 특성에서 기인한다. 다음은 두경부암이 치료하기 어려운 주요 요인들이다.

복잡한 해부학적 구조

두경부는 많은 중요한 구조물이 밀집해 있는 복잡한 해부학적 부위이다. 신경, 혈관, 근육, 그리고 감각 기관이 서로 근접해 있기 때문에, 종양을 제거하거나 치료할 때 정상 조직을 손상시키지 않도록 하는 것이 매우 어렵다. 예를 들어, 후두암은 성대와 인접한 신경과 혈관을 보호하면서 종양을 제거해야 하며, 비강 및 부비동암은 뇌와 눈에 근접해 있어 수술적 접근이 제한적일 수 있다.

재발 및 전이의 높은 위험성

두경부암은 초기 치료 후에도 재발할 가능성이 크다. 특히 신경

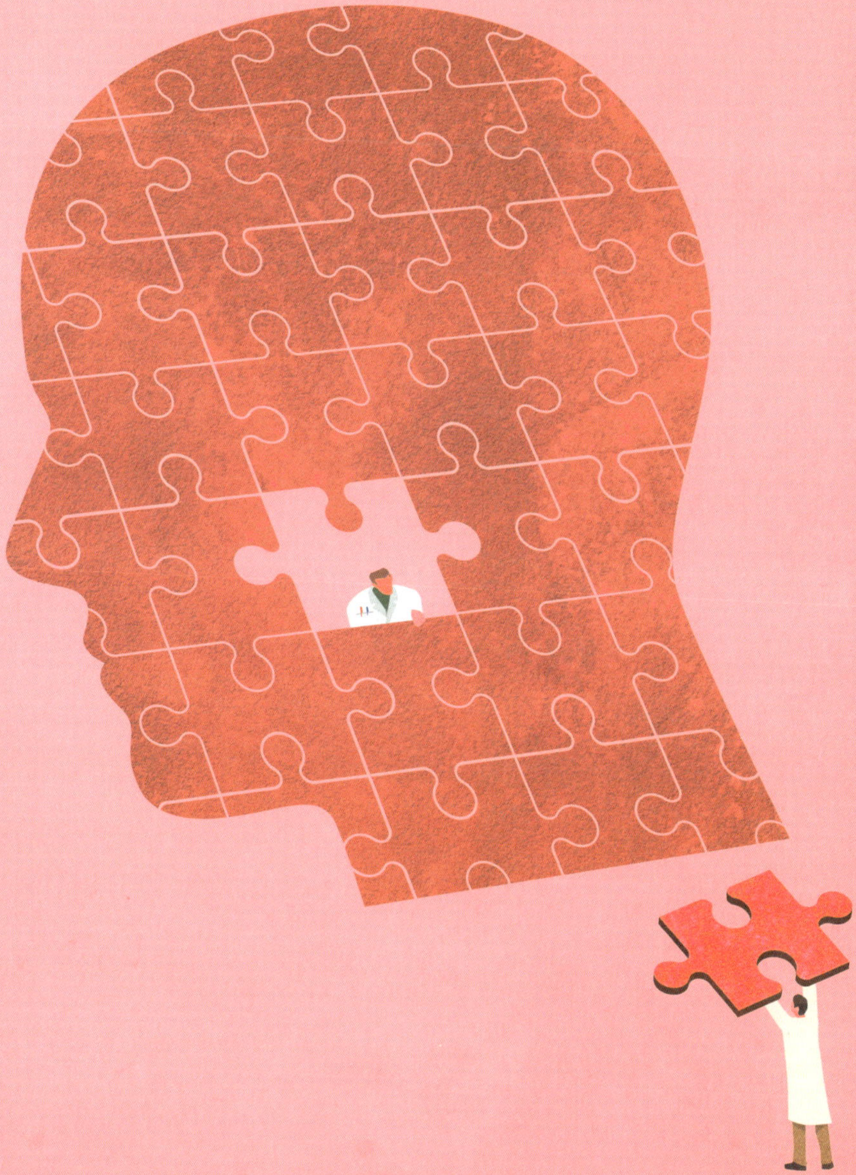

을 따라 퍼지는 특성이 있는 선양낭성종과 같은 유형은 재발률이 높으며, 종종 수술이나 방사선 치료로 완전히 제거하기 어렵다. 또한 두경부암은 림프절을 통해 쉽게 전이될 수 있어, 초기 단계에서 치료하지 않으면 치료가 더욱 어려워진다.

방사선저항성

일부 두경부암은 전통적인 방사선 치료에 저항성을 보이다. 예를 들어, 악성 점막 흑색종이나 침샘암의 일부 유형은 전통적인 방사선 치료로는 충분한 치료 효과를 얻기 어려운 경우가 많다. 이러한 방사선저항성으로 인해 치료가 더욱 복잡해지며, 종종 높은 선량의 방사선이 필요해지는데, 높은 선량은 주변 정상 조직에 손상을 줄 위험을 증가시키므로 치료가 매우 어렵다.

환자의 전반적인 건강 상태

두경부암 환자는 흡연, 음주와 같은 위험 요인에 장기간 노출된 경우가 빈번해, 전반적인 건강 상태가 좋지 않은 경우가 많다. 이는 치료 과정에서 합병증 발생 위험을 증가시키며, 치료의 효과를 제한하는 요인이 된다. 또한 두경부암의 치료는 식사, 음성, 호흡과 같은 기본적인 삶의 기능에 직접적인 영향을 미치므로, 치료 후의 삶의 질 유지가 큰 도전 과제이다.

두경부암에서 중입자 치료의 적용

중입자 치료는 이러한 난치성 두경부암 치료에서 매우 유망한 치료 방법으로 평가받고 있다. 특히 주변 정상 조직을 보호하면서 종양에 고선량의 방사선을 정확히 전달할 수 있어, 두경부암 치료에서 중요한 역할을 한다([그림 9-2]). 다음에는 두경부암의 다양한 부위에 대한 중입자 치료의 적용과 치료 성과, 부작용에 대해 자세히 알아보자.

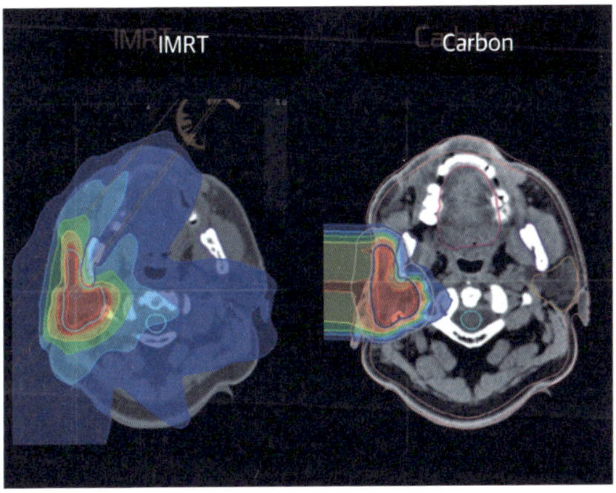

[그림 9-2] 중입자 치료의 예

© Int J Radiation Oncol Biol Phys, 2021

두개저 종양

두개저 종양은 두개골 바닥에 위치한 종양으로 완전한 종양 제거와 동시에 주변의 정상 조직을 보호하는 것이 필수적이다. 하지만 중요한 신경과 혈관이 밀집되어 있어 수술적 완전 절제가 매우 어렵다.

중입자 치료는 이러한 복잡한 요구를 충족시킬 수 있는 최적의 치료법으로 평가받고 있다.

치료 성적

이전에 시행된 연구들을 종합해 보면 두개저 종양을 대상으로 한 중입자 치료는 매우 높은 치료 성과를 보였다. 중입자 치료를 받은 환자들의 5년 생존율은 75% 이상으로 나타났으며, 이는 기존 방사선 치료보다 훨씬 높은 수치이다. 또한 이 연구에서는 중입자 치료를 통해 종양의 국소 제어율이 80% 이상으로 나타났으며, 재발률도 매우 낮음을 확인했다. 이러한 결과는 두개저 종양 치료에서 중입자 치료가 매우 효과적임을 보여 준다.

부작용

두개저 종양 치료 시 주요 부작용으로는 두통, 시각 장애, 뇌신경 기능 저하 등이 있다. 그렇지만 중입자 치료는 이러한 부작용의 발생률을 기존 방사선 치료보다 현저히 낮추는 데 기여한다. 예를 들어 시각 장애 발생률이 10% 이하로 보고되었으며, 이는 매우 중요한 결과이다.

부비동 종양

부비동 종양은 코 주위의 부비동에 발생하는 암으로, 이 부위의 해부학적 복잡성으로 인해 치료가 매우 어렵다. 종양이 뇌, 눈, 신경 조직과 가까워 정상 조직을 보호하면서 효과적으로 종양을 치료하는 것이 중요하다. 중입자 치료는 이러한 요구를 충족시키는 데 매우 효과적인 치료법이다.

치료 성적

중입자 치료를 받은 부비동 종양 환자들의 3년 생존율은 약 80%로 보고되었다. 특히 중입자 치료가 수술적 절제를 받기 어려웠던 국소 진행성 종양에서 기존 치료법보다 뛰어난 효과를 나타냄을 확인했다. 수술적으로 절제를 받지 못했음에도 국소 재발률도 20% 이하로 낮게 보고되었다.

부작용

부비동 종양 치료 후 주요 부작용으로는 비출혈, 시각 장애, 삼킴 장애 등이 있다. 중입자 치료는 이러한 부작용 발생률을 현저히 낮추는 데 기여한다. 예를 들어, 비출혈 발생률이 5% 이하로, 시각 장애 발생률이 8% 이하로 보고되었다. 다만 종양의 범위 및 침범 부위에 따라 이러한 부작용의 확률은 다를 수 있다.

침샘 종양

침샘 종양은 주요 침샘(이하선, 악하선, 설하선)에서 발생하는 악성 종양으로, 수술적 제거가 어려운 경우 중입자 치료가 효과적인 대안이 될 수 있다. 특히, 수술하게 되었을 때 안면신경 손상이 불가피한 경우에 수술적 절제를 피하면서 완치를 노릴 수 있다.

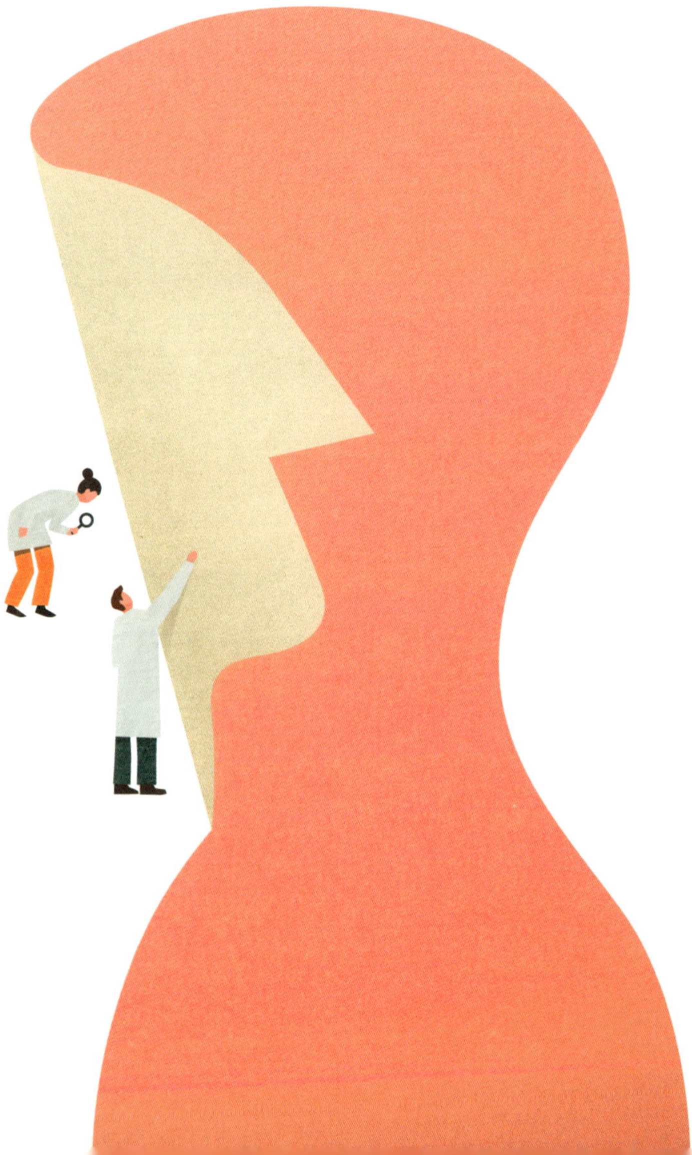

치료 성적

침샘 종양에 대한 중입자 치료는 기존의 방사선 치료법에 비해 높은 치료 성과를 보였다. 이전 연구들에 따르면, 3년 생존율이 90% 이상으로 보고되었고, 종양 국소 제어율이 85% 이상으로 나타났으며, 재발률이 낮게 유지되었다.

부작용

침샘 종양 치료 후 주요 부작용으로는 구강건조증, 미각 손실, 삼킴 장애 등이 있다. 중입자 치료는 이러한 부작용 발생률을 현저히 줄일 수 있다. 예를 들어, 구강건조증 발생률이 10% 이하로 보고되었으며, 미각 손실과 삼킴 장애 발생률도 매우 낮게 유지되었다. 다만 치료 부위의 피부 손상이 발생할 수 있다.

맥락막 종양

맥락막 종양은 눈의 맥락막에서 발생하는 드문 악성 종양으로, 안구를 보존하는 것이 중요한 과제이다. 기존에 근접 치료나 방사선 치료로도 치료가 이루어져 왔는데, 중입자 치료는 종양을 효과적으로 제거하면서도 안구를 보존할 수 있는 방법으로 인정받고 있다.

치료 성적

이전 연구들에 따르면 중입자 치료를 받은 맥락막 종양 환자들의 5년 생존율은 80%를 초과했으며, 시력 유지율도 매우 높았다. 또한 국소 제어율도 90% 이상으로 유지되었다. 특히 근접 치료로는 치료가 어려운 큰 종양에도 중입자 치료는 좋은 효과를 보일 수 있다.

부작용

맥락막 종양 치료 후 주요 부작용으로는 시력 손실, 안구 건조증, 망막 박리 등이 있다. 중입자 치료는 이러한 부작용 발생률을 줄이는 데 기여하며, 환자의 시력을 최대한 보호할 수 있다. 다만 시력의 유지율은 종양의 위치에 영향을 많이 받을 수 있어 경우에 따라 그 위험도가 다를 수 있다.

두경부암 중입자 치료의 과정

두경부암 환자의 중입자 치료는 매우 정밀한 치료 과정을 거쳐 제공된다. 치료 과정은 환자의 종양 위치, 크기, 해부학적 특성에 따라 맞춤형으로 계획되며, 최상의 치료 결과를 얻기 위해 각 단계가 철저하게 진행된다.

치료 계획 수립

중입자 치료의 첫 단계는 환자의 종양 위치와 크기를 정확하게 파악하는 것이다. 이를 위해 정밀 영상 장비(예: CT, MRI, PET)를 사용하여 종양의 3차원 이미지를 생성하고, 이를 기반으로 최적의 치료 계획을 수립한다. 이 단계에서는 종양의 크기와 위치뿐만 아니라 주변 정상 조직의 보호도 중요한 고려 사항이 된다. 특히 두개저, 부비동, 맥락막 등 해부학적으로 복잡한 부위에 위치한 종양은 치료 계획 단계에서 매우 정밀한 접근이 필요하다.

- **고정기구 제작 및 모의 치료:** 실제로 치료받는 자세로 누워서 고정기구를 제작하며 치료 설계의 바탕이 될 CT와 MRI 촬영이 고정기구를 착용한 채로 이루어진다.

- **치료 목표 설정:** 종양의 위치와 크기, 그리고 주변 정상 조직의 상태를 고려하여 중입자 치료의 목표를 설정한다. 이 과정에서 주치의는 치료 체적을 정확하게 지정하게 된다.

- **치료 선량 계산:** 환자의 종양에 필요한 방사선 용량을 계산한다. 이 과정에서는 종양의 위치와 크기에 따라 환자에게 가장 적합한 치료 각도를 결정하고 방사선의 투과 깊이와 에너지 집중도를 조절하여 환자에게 가장 적합한 치료 계획을 완성한다. 각도 조절이 자유로운 회전형 치료기 덕분에 최적의 계획을 완성할 수 있다.

치료 세션

두경부암 중입자 치료는 일반적으로 16회의 치료 세션으로 구성된다. 일주일에 4회 시행하여 총 4주간 외래 통원 치료로 진행된다. 각 치료는 약 30분 정도 소요되며, 치료하는 동안 환자는 통증을 느끼지 않는다. 치료 세션은 다음과 같은 과정으로 이루어진다.

- **환자 위치 조정:** 환자가 치료대에 편안하게 누워 있는 동안, 치료가 필요

한 부위가 정확히 위치하도록 조정한다. 이를 위해 정밀한 위치 조정 장비가 사용되며, 환자의 움직임을 최소화하기 위한 고정 장치도 사용된다.

- **중입자 빔 조사:** 회전형 치료기를 이용하여 설정된 치료 각도를 따라 중입자 빔이 종양에 정확히 조사된다. 이 과정에서 방사선은 종양에 높은 에너지를 집중적으로 전달하며, 주변 정상 조직에 미치는 영향을 최소화한다.
- **세션 후 관리:** 각 치료가 끝난 후 대부분의 환자는 치료 후 바로 일상생활로 복귀할 수 있으며, 특별한 부작용이 발생하지 않는 경우가 많다. 다만 위치에 따라 치료 중에 점막염, 오심 등의 급성기 부작용이 발생할 수 있으며 이는 주치의와의 주기적 면담을 통해 관리받게 된다.

치료 후 경과와 추적관찰

중입자 치료가 완료된 후에도 환자는 정기적인 경과 관찰과 관리가 필요하다. 치료 후 약 한 달째 치료 효과를 평가하기 위한 정밀 검사가 이루어지며, 이후에도 3~6개월 간격으로 정기 검진을 받아야 한다. 이는 재발 여부를 조기에 확인하고, 필요한 경우 추가적인 치료를 제공하기 위함이다. 또한 장기적인 관찰을 통해 치료 후 발생할 수 있는 부작용을 평가하게 된다.

추적관찰의 중요성

중입자 치료 후 재발률은 기존 치료에 비해 낮지만, 여전히 일부 환자에게서는 부작용이 발생하며 이에 대한 조기 발견이 중요하다. 장기 추적관찰을 통해 치료 후 발생할 수 있는 부작용을 조기에 발견하고, 이에 대한 적절한 대처가 이루어질 수 있다. 치료한 부위에 따라 종양의 반응 패턴이 다르고 나타나는 부작용이 다를 수 있다. 기본적으로 검사는 MRI 및 CT가 시행되고 일부 경우에 PET-CT 촬영을 할 수 있다.

종양 반응 추적관찰

MRI 및 CT 등의 영상 검사를 통해 중입자 치료 이후 종양의 반응을 평가한다. 크기가 감소하는 경우도 있으나 크기 변화가 심하지 않은 상태에서 종양이 사멸되고 그 흔적이 남는 경우도 흔하다. 즉, 크기가 모든 것을 대변하지는 않는다. 따라서 치료한 주치의의 면밀한 확인이 필요하다.

부작용 관리와 재활

부작용 추적관찰

치료 중이나 직후 일부 환자는 경미한 부작용을 경험할 수 있으며 흔한 부작용으로는 구강건조증, 피로감, 미각 변화 등 있다. 이렇게 치료 중 급성기에 발생한 부작용은 대부분 치료 1~2개월 이내에 호전된다. 하지만 일부 환자에게는 장기적인 부작용 또는 후유증이 발생하기도 한다. 중입자 치료가 그 물리적 특성상 주변 정상 조직에 대한 영향은 적지만 중입자 조사 영역 내에 포함되었던 정상 조직에서는 장기적 부작용이 발생할 수 있다. 그 빈도가 높지는 않으나 일부에서 조직 괴사, 뇌신경마비 등의 증상이 발생할 수 있다.

부작용 관리

급성기에 발생한 부작용들은 대부분 대증적 치료 또는 약물로 조절이 되며 시간이 지남에 따라 호전된다. 하지만 장기적 부작용의 경우 그 치료가 어렵고 재활에도 오랜 시간이 필요할 수 있다. 일부에서는 고압산소 치료나 약물 치료가 시도되기도 하나 아주 큰 효과를 기대하기는 어렵다. 다른 치료법에 비해 부작용이 상대적으로 적은 장점이 있으나, 일부에서 발생할 가능성은 환자와 보호자도 잘 주지하고 있어야 한다.

난치성 두경부암 치료의 새로운 모색

중입자 치료는 난치성 두경부암 치료에서 매우 유망한 결과를 나타내고 있다. 이 치료법은 기존의 방사선 치료보다 더 나은 치료 성과와 부작용 발생률이 낮은 장점을 제공하며, 특히 방사선저항성 종양 치료에서 탁월한 성과를 보인다. 다만 어떤 치료도 완벽할 수는 없고, 치료 결과가 만족스럽지 않은 경우도 경험하게 된다. 이러한 점들에 대해서 주치의와 면밀한 상담이 필요하다.

10

여성 암 치료의 새 지평, 유방암과 부인암을 위한 중입자 치료

김용배 연세암병원 중입자치료센터 교수(방사선종양학과)

박상준 연세암병원 중입자치료센터 교수(방사선종양학과)

장지석 연세암병원 중입자치료센터 교수(방사선종양학과)

최서희 연세암병원 중입자치료센터 교수(방사선종양학과)

유방암은 국내 여성에게 가장 흔하게 발생하는 암종이며, 방사선 치료는 유방암 치료에서 중요한 역할을 한다. 일반적으로, 유방 절제술 후 방사선 치료는 종양의 재발을 방지하고 생존율을 향상시키는 필수 치료로 사용된다. 그 외에, 수술이 불가능하거나 수술을 거절한 경우에도 방사선 치료가 대안으로 고려되기도 한다.

유방암 중입자 치료

유방암 중입자 치료의 배경

중입자 치료는 고에너지 탄소이온을 사용하여 종양 세포에 기존 엑스레이와 양성자 치료보다 2.5~3배 더 강력한 DNA 손상을 유발하여 치료 효과를 극대화할 수 있는 특성이 있다. 또한 브래그 피크(Bragg

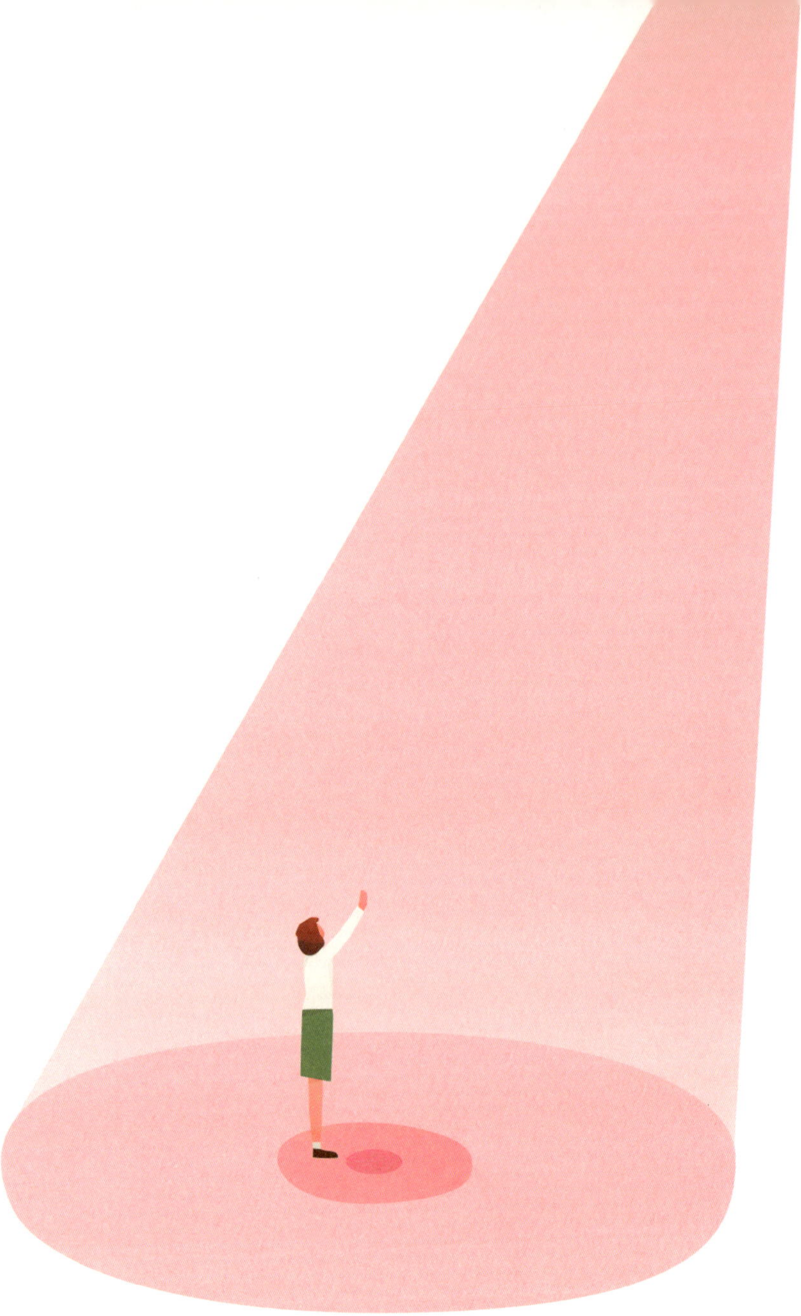

Peak) 현상을 통해 종양에 집중적인 방사선을 전달하면서도 주변 정상 조직에 미치는 영향을 최소화할 수 있다. 따라서 기존 방사선 치료에 저항성을 보이는 종양, 예를 들어 췌장암, 간암, 폐암이나 치료가 어려운 복잡한 암에 특히 유용하다. 또한 심장과 폐와 같은 중요 장기와 인접해 있는 유방암에서 중입자 치료의 역할이 점차 주목받고 있다.

유방암에서 중입자 치료의 적용

2011년 이전까지 유방암에 대한 중입자 치료는 활발하게 시행되지 않았다. 그 이유는 진단 및 치료 기술의 발전과 더불어 기존의 엑스레이 방사선 치료로 상당히 우수한 치료 성적을 거두고 있기 때문이다. 그러다가 초기 유방암을 대상으로 부분유방조사(Accelerated Partial-Breast Irradiation, APBI)가 도입되는 등 치료가 세분화되고 다양해졌다. 이러한 고정밀 방사선 치료에 중입자 치료를 적용한 결과가 보고되었다.

일본국립방사선의학종합연구소(QST-NIRS)의 보고에 따르면, 종양의 크기가 작고 여성호르몬의 영향을 받는 성질이 순한 초기 유방암 환자들에게 중입자 치료를 시행했다. 중입자 치료는 4회에 걸쳐 시행되었는데, 이후에 시행된 종양절제술에서 종양이 사라지거나 일부만 남아 있는 등 좋은 효과를 보였고 소수 환자에게서 경미한 피부 부작용이 발생한 것 외에 별다른 부작용은 없었다. 후속 보고에서 수술하지 않은 초기 환자에게 중입자 치료를 시행한 후 3개월 경과 시, 전체 14명의 환자 중 13명의 환자에게서 종양이 사라졌으며 일부 환자에게서는 경미한 피부 반응만이 보고되었다.

현재 중입자 치료는 이러한 초기 환자에게 종양을 타깃으로 하는 치료만 시행되고 있다. 기존 엑스레이 방사선으로 유방 또는 유방과 주변 림프절을 포함하는 치료에는 아직 중입자가 시행되지 않았지만, 향후 시도하기 위한 연구가 진행 중이다. 재발이나 전이암에 대한 치료는 전신 약물 치료가 원칙이며, 높은 비용과 치료 후 또 다른 병변이 나타날 가능성으로 인해 일반적으로 중입자 치료를 시행하지는 않는다.

유방암 중입자 치료 진행 과정

영상과 조직 검사로 유방암이 확진되고 병기가 결정되면 수술, 전신 약물 치료, 방사선 치료 등 전반적인 치료 방침이 정해진다. 다학제적 논의를 통해 중입자 치료 시행 여부를 결정한다. 중입자 치료 시행이 결정되면 준비 과정은 다음과 같은 순서로 진행된다.

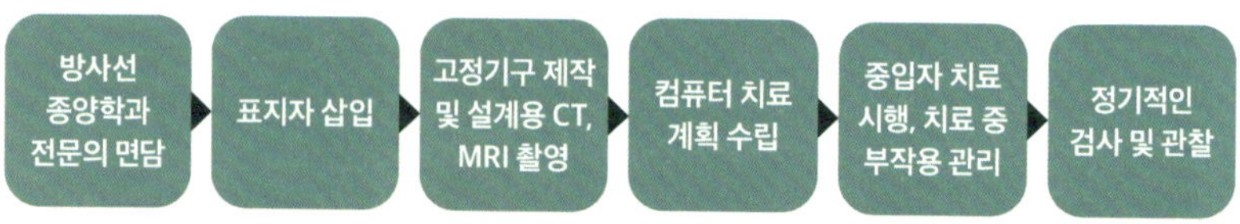

이 과정에서 표지자 삽입은, 유방 초음파를 하면서 종양 주변에 1~2개의 표지자를 넣어 치료 전 자세를 잡을 때 치료 설계용 CT와 같은 위치에서 보이는지 확인하여 매 치료 시 정밀하게 중입자 조사가 이루어지도록 돕는다.

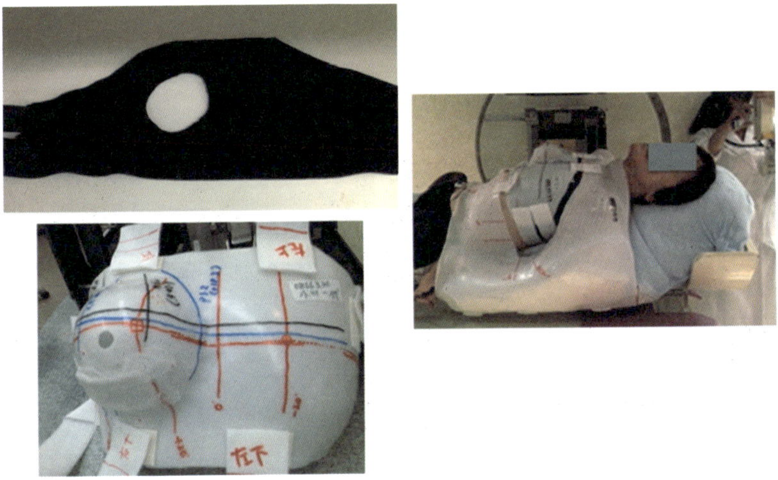

[그림 10-1] 유방 고정 장치 예시

© Ohno et al., EPMA Journal, 2013

중입자 치료는 일반 방사선 치료에 비해 한 번에 들어가는 조사량이 많고 물리적 특성상 위치가 조금이라도 어긋나면 종양에 들어가는 선량이 급격히 떨어지기 때문에 환자의 움직임을 최소화하는, 즉 옴짝달싹 못 하게 하는 전신 고정기구를 제작한다. 고정기구는 열을 가하면 늘어나고 식히면 모양 그대로 굳는 몸체 고정 쉘과 탄력 섬유로 제작된 유방 벨트로 구성되며, 반대쪽 유방을 압박하여 치료하는 한쪽 유방에만 방사선이 조사되도록 한다.

고정기구 제작 후 설계용 CT 및 MRI를 촬영하고 방사선종양학과 전문의는 영상 슬라이스별로 종양 모양을 그린다. 이 영상을 중입자 치료 계획용 컴퓨터에서 만족스러운 선량 계획이 나올 때까지 반복적으로 계산한다. 수립된 치료 계획이 실제 장비에서 계산대로 출사되는지 가상 인형(팬텀)에 중입자 빔을 조사하는 과정이 추가된다. 이 과정에는 약 1~2주가 소요된다.

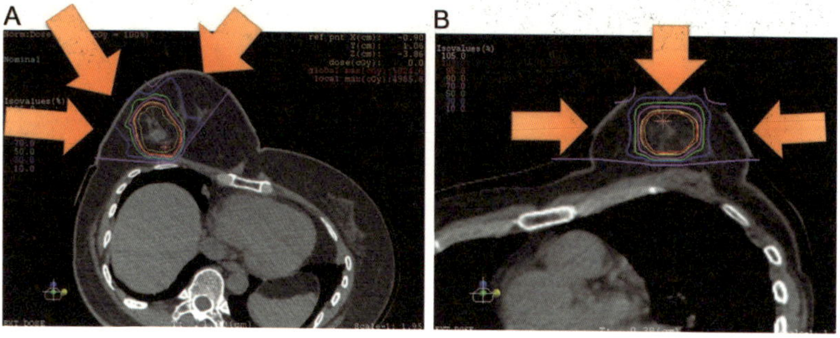

[그림 10-2] 유방암 중입자 치료 계획 예시

이후에 계획대로 중입자 치료가 수행되며 치료 시간은 1회당 20~30분이다. 실질적으로 중입자 치료 빔이 나가는 시간은 5분 정도이며, 대부분 정확한 자세를 잡는 데 시간이 소요된다. 유방암 중입자 치료는 보통 총 4회 시행되며 치료 부위에 따라 결정된다. 치료는 화요일에서 금요일까지 매일 1회씩 회전형 갠트리를 이용하여 시행될 것이다. 필요시 치료 중 경과 확인을 위한 CT 영상 촬영이나 설계 변경 과정이 추가될 수 있다.

치료 중 방사선종양학과 주치의와 외래 면담을 통해 진행 중인 중입자 치료에 대한 설명을 듣게 되고, 치료 관련 반응이나 부작용 등을 상의하고 필요한 처방을 받을 수 있다. 다만, 일반적으로 치료 기간 중에는 치료 결과를 알 수 없으며, 치료 완료 2~3개월 후 영상 검사, 조직 검사 또는 수술을 통해 치료 결과를 확인할 수 있다.

유방암 중입자 치료 시 부작용 관리

유방암 중입자 치료 후 예상되는 부작용은 대체로 기존 방사선 치료와 유사하다. 대표적인 부작용은 다음과 같다.

피부 반응

중입자 치료 후 가장 흔한 부작용 중 하나는 피부 반응이다. 치료 부위에 경미한 홍반이나 피부 자극이 발생할 수 있으며, 일부 환자에게서는 일시적으로 피부 건조증, 가려움증, 또는 피부 벗겨짐이 나타날 수 있다. 이러한 반응은 일반적으로 경미하고 시간이 지나면서 호전된다. 대부분 1도 또는 2도 수준의 피부 반응으로 심각하지 않으며, 치료 종료 후 몇 주 내에 회복된다.

부종

치료 부위 주변의 조직에서 부종(부기)이 발생할 수 있다. 이는 대개 일시적이며, 치료 후 시간이 지나면 자연스럽게 사라진다. 드물게 장기적인 부종이 지속될 수 있으며, 이때는 추가적인 관리가 필요할 수 있다.

유방 통증

일부 환자는 치료 중 또는 치료 후 유방 부위에 경미한 통증을 경험할 수 있다. 이러한 통증은 일반적으로 심각하지 않으며, 진통제를 통해 조절할 수 있다.

피로감

방사선 치료 후 발생하는 일반적인 부작용 중 하나로, 치료가 진행될수록 피로감을 느낄 수 있다. 이 역시 대부분 경미하며, 치료 종료 후 시간이 지나면 자연스럽게 회복된다.

피부 색소 침착

중입자 치료 후 피부가 약간 어두워지거나 색소 침착이 일어날 수 있다. 이러한 변화는 시간이 지나면 호전되지만, 일부 환자에게서는 장기간 지속될 수 있다.

늑골 골절

매우 드물지만, 고용량의 방사선이 늑골에 조사될 경우 골다공증 환자나 나이가 많은 환자는 늑골 골절의 가능성이 있다. 하지만 중입자 치료는 주변 조직에 가해지는 방사선량을 최소화하기 때문에 이 부작용의 발생 가능성은 매우 낮다.

심장 및 폐 부작용

유방암 치료에서 중요한 문제 중 하나는 심장과 폐에 방사선이 조사되는 것이다. 중입자 치료는 방사선이 심장과 폐와 같은 중요한 장기에 미치는 영향을 최소화할 수 있지만, 장기적인 치료 결과에 따라 폐렴, 심장 손상 등의 부작용이 발생할 가능성이 있다. 이러한 부작용은 일반적으로 매우 드물지만, 방사선의 부작용을 사전에 관리하기 위해 주의가 필요하다.

이러한 부작용들은 일반적으로 경미하거나 일시적이지만, 환자 개개인의 상태에 따라 다를 수 있으므로 치료 전후에 담당 의료진과 상의하고 필요한 예방 및 관리 방법을 적용하는 것이 중요하다.

부인암 중입자 치료

부인암 중입자 치료의 배경

부인암은 여성 생식기와 그 부속기관에 발생하는 암을 말하며, 자궁내막암, 자궁경부암, 난소암, 외음부암, 질암 등이 해당된다.

자궁경부암은 전 세계적으로 가장 흔한 여성 암이며 인유두종바이러스(HPV) 감염과 관련이 깊다. 우리나라에서도 지난 수십 년간 여성 암 중 가장 많이 발생해 왔으나 우리나라가 선진국으로 진입하면서 자궁내막암에 발생 순위 1위 자리를 내주었다.

자궁경부암 환자의 대부분은 방사선 치료의 대상이 되며, 병기에 따라 수술과 항암 치료를 병행하는 것을 고려할 수 있다. 자궁경부암 방사선 치료는 두 가지 방법을 함께 사용한다.

첫째, '원격(외부)방사선 치료'는 자궁경부 종양, 그 주변부 및 골반 림프절까지 포함하여 방사선을 조사하는 방식이다.

둘째, '근접(내부) 치료'는 질 내로 기구를 넣어 고선량 방사선을 자궁경부 종양에 근접하여 조사하고 주변 장기에 영향을 최소화하는 방법이다.

전통적으로 원격방사선 치료로 종양을 줄여 질 내 기구가 들어갈 수 있는 상태에서 근접방사선 치료를 적용하여 종양을 없애는 치료 전략을 사용해 왔다.

하지만 종양이 크거나 기존의 방사선에 잘 반응하지 않는 경우, 방사선 치료만으로는 충분한 효과를 기대하기 어려울 수 있다. 이러한 경우, 더 강력한 방사선 치료 방법인 '중입자 치료'가 주목받고 있다. 중입자 치료는 기존 방사선 치료와는 다르게, 아주 강한 탄소이온을 사용하여 암세포를 더 강력하게 파괴하는 치료법이다. 이 치료는 브래그 피크라는 물리적 특성을 이용하여 방사선을 암 부위에만 집중적으로 조사할 수 있다. 덕분에 암 주변의 정상적인 조직에는 손상을 거의 주지 않고, 암세포만 정확하게 공격할 수 있다. 이로 인해, 중입자 치료는 기존 방사선 치료보다 더 효과적이고 안전한 치료 방법으로 부각되고 있다. 특히 기존 방사선 치료로는 효과를 보지 못할 것으로 예상되는 난치성 부인암 환자들에게 중입자 치료는 매우 유망한 대안으로 고려되고 있다.

자궁경부암에서 중입자 치료의 적용

자궁경부암 중입자 치료의 임상적 근거

중입자 치료는 기존의 X선 방사선 치료와 달리 탄소이온을 사용해 암세포를 공격하는 매우 정밀한 방사선 치료법이다. 이 치료는 X선이나 양성자보다 훨씬 강력한 생물학적 효과를 낸다. 즉, 탄소이온은

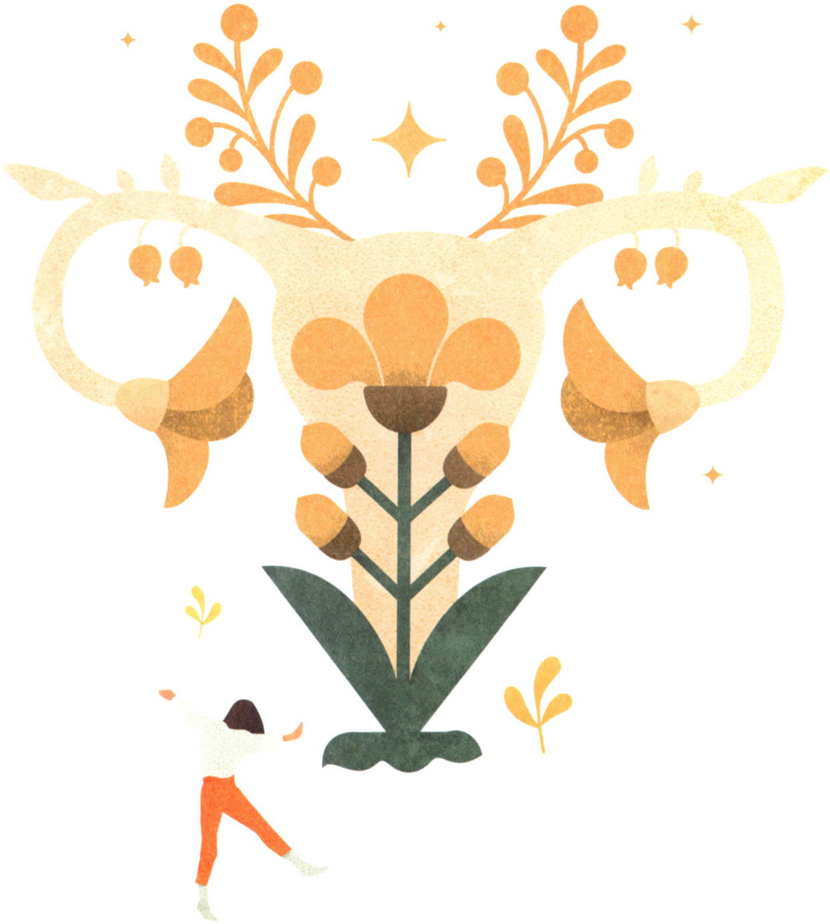

더 많은 에너지를 전달하여 암세포를 더 효과적으로 파괴할 수 있다.

중입자 치료의 중요한 특징 중 하나는 방사선을 암 부위에만 정확히 조사하면서, 주변의 정상 조직에는 방사선이 거의 닿지 않도록 할 수 있다는 점이다. 이는 탄소이온이 가진 특성 덕분에 가능하다. 다른 방사선 치료보다 더 정밀하게 암 부위에 집중할 수 있기 때문에, 주변의 건강한 조직에 가해지는 방사선량을 줄여 부작용을 최소화할 수 있다. 동시에 암세포에 대한 강력한 치료 효과를 유지할 수 있다.

일본에서 수행된 연구에 따르면, 종양 크기가 6cm 이상인 자궁경부암 환자에게 중입자 치료를 적용했을 때, 5년 동안 암이 재발하지 않는 비율이 72%에 달했다. 기존의 X선 방사선 치료에서는 같은 조건에서 48%에 그쳤다. 또한 5년 생존율도 기존 방사선 치료에서는 20%에 불과했던 반면, 중입자 치료를 받은 환자들의 생존율은 58%로 크게 향상되었다. 이 결과는 종양이 큰 경우에 중입자 치료가 기존의 X선 방사선 치료에 비해 매우 효과적이라는 것을 보여 준다.

자궁경부암의 한 종류인 선암(adenocarcinoma)은 기존의 방사선 치료에 잘 반응하지 않는 특성이 있다. 하지만 중입자 치료는 선암에도 효과적일 수 있다. 연구에 따르면, 내부방사선 치료를 시작하는 시점에 종양 부피가 10cc 이상인 경우에 국소 제어율이 편평상피세포암(squamous cell carcinoma)에서는 90%인 반면, 선암에서는 50%에 불과한 것으로 나타났다. 이러한 결과는 자궁경부암 중에서도 선암의 경우는 방사선저항성이 크며, 이때는 더 효과적으로 암세포를 파괴할 수 있는 중입자 치료가 더 나은 결과를 기대할 수 있음을 시사한다.

결론적으로, 중입자 치료는 기존의 X선 방사선 치료로 충분히 효과를 보기 어려운 경우에 매우 효과적인 치료법으로, 특히 큰 종양이나 방사선저항성이 있는 암에서도 좋은 치료 성과를 보여 준다.

자궁경부암 중입자 치료 진행 과정

중입자 치료는 하루에 한 번, 주 4회 시행되며, 총 20회에 걸쳐 이루어진다. 종양 크기가 6cm 이상이거나, 선암처럼 방사선 치료에 잘 반응하지 않는 경우에 특히 중입자 치료가 기존 방사선 치료보다 더 나은 효과를 보였다.

부인과 내진상 자궁경부에 종양이 보이면 암인지 확인하기 위해 조직 검사를 한다. 조직 검사상 암이 확진되면 병기 설정을 위해 골반 내진과 CT(컴퓨터 단층촬영), MRI(자기공명영상), PET-CT(양전자 방출 단층촬영) 등 여러 정밀한 영상 검사를 받게 된다. 이 검사를 통해 종양의 위치와 크기를 정확하게 파악하여 방사선의 양과 조사할 부위를 결정한다.

치료 준비를 위해 CT 모의 조준이라는 절차를 통해 방사선 치료 계획을 세운다. 이때 환자는 치료 중에 움직이지 않도록 맞춤형 고정 장치를 착용하게 된다. 이 장치는 환자의 몸에 딱 맞게 제작되며, 치료 중에도 환자가 움직이지 않도록 도와준다. 예를 들어, 열가소성 플라스틱 장치는 열을 가하면 늘어나고 식히면 모양 그대로 굳어 환자의 몸에 맞춰 만들어지며, 치료 중에 환자가 안정된 자세를 유지할 수 있도록 한다.

또한 방사선이 주변의 중요한 장기, 예를 들어 소장에 영향을 미치지 않도록 방광을 채우는 과정이 필요할 수 있다. 방광이 적절히 채워져 있어야 방사선이 암 부위에 집중되고 다른 장기에 손상을 주지 않기 때문이다. 이를 확인하기 위해 초음파를 이용한 방광 검사가 이루어지기도 한다.

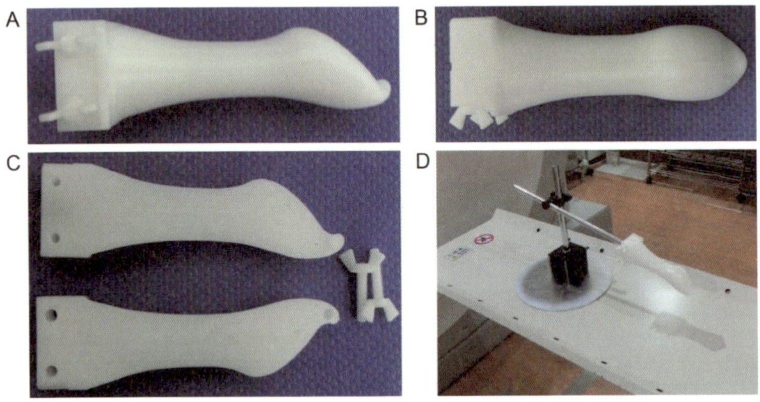

[그림 10-3] 질 고정 장치 예시

© Kubota et al., Anticancer Research, 2019

특히 직장에 가스가 차거나 방광의 상태로 인해 질이 움직이면 치료에 방해가 될 수 있으므로, 질 고정 장치라는 맞춤형 장치를 사용한다. 이 장치는 질을 고정시켜 방사선이 정확히 암 부위에 도달할 수 있도록 도와준다.

중입자 치료는 주로 외래에서 이루어지며, 환자는 매일 병원을 방문하여 치료를 받는다. 치료는 총 20회에 걸쳐 진행되며, 각 치료 세션은 보통 30분에서 1시간 정도 소요된다. 이 중 실제로 방사선이 쏘여지는 시간은 5~10분 정도로 매우 짧다.

치료가 진행되는 동안 환자는 방광을 계속 일정하게 채워야 한다. 방광을 적절히 채우면 방사선이 암 부위에 정확히 집중되고, 정상적인 조직에 영향을 미치는 것을 최소화할 수 있다. 또한 치료 도중 종양의 크기나 위치가 변할 수 있으므로 치료 계획을 1~2번 조정할 수 있다. 이는 종양이 줄어들거나 위치가 바뀌는 경우, 방사선이 계속해서 정확하게 암에만 집중되도록 하기 위함이다.

환자는 매주 주치의의 진찰을 받아 자신의 상태를 점검하고, 문제가 있을 때는 즉시 대응할 수 있도록 한다. 치료가 끝난 후에도 정기적인 관찰이 필요하며, 발생할 수 있는 부작용을 적절하게 관리해 환자의 삶의 질을 최대한 유지하는 것이 중요하다.

자궁경부암 중입자 치료 시 부작용 관리

중입자 치료는 기존의 방사선 치료에 비해 부작용이 적은 것으로 알려졌지만, 여전히 몇 가지 부작용이 발생할 수 있다. 부작용은 크게 급성 부작용과 만성 부작용으로 나눌 수 있다.

급성 부작용은 치료를 받는 중이거나 치료가 끝난 직후에 나타나는 부작용이다. 대표적으로 설사, 배뇨 문제, 피로감이 있다. 중입자 치료 중 방사선이 소장을 자극하면 설사가 발생할 수 있는데, 이때는 장을 진정시키는 약을 사용해 증상을 완화할 수 있다. 또 방사선이 방광을 자극할 경우 소변을 자주 보게 되는 빈뇨가 생기거나, 소변을 볼 때 통증을 느낄 수 있다. 이로 인해 방광염이 발생하기도 한다. 이러한 증상들은 진통제나 항생제를 사용해 관리할 수 있다. 일부 환자는 방사선 치료로 인해 변비를 경험할 수 있는데, 이때는 식이섬유가 많은 음식을 섭취하고 물을 충분히 마시는 것이 도움이 된다. 심할 때는 변비를 완화하는 약을 사용할 수 있다.

만성 부작용은 치료가 끝난 후 최소 6개월에서 몇 년이 지나 나타날 수 있다. 대표적인 만성 부작용으로는 직장 출혈과 방광 출혈이 있다. 이는 방사선이 직장이나 방광의 혈관을 손상시켜 발생할 수 있다. 직장 출혈이 있으면 대장내시경 검사를 통해 상태를 확인하고, 필요하면 치료를 받을 수 있다. 방광 출혈은 시간이 지나면서 자연스럽게 나아질 수 있지만, 만약 출혈이 심하거나 계속된다면 의료진의 진료를 받는 것이 중요하다. 드물지만 방광과 질, 혹은 직장과 질 사이에 누공이라는 비정상적인 통로가 생길 수 있다. 이로 인해 소변이나 대변이 질로 새는 문제가 발생할 수 있으며, 이런 경우는 암이 많이 진행된 상태에서 치료를 받았거나, 방사선 치료를 여러 번 받은 환자들에게 나타날 가능성이 크다. 누공이 생기면 수술적인 치료가 필요할 수 있다.

혈액 관련 부작용은 중입자 치료와 항암 치료를 병행할 때 발생할 수 있다. 이는 빈혈, 백혈구 감소, 혈소판 감소와 같은 증상으로 나타난다. 빈혈은 몸에 산소를 운반하는 적혈구가 부족해져서 발생하며, 피로감을 유발할 수 있다. 빈혈이 심할 경우 철분 보충제를 먹거나, 필요시 수혈을 받을 수 있다. 백혈구 감소는 감염을 막아 주는 백혈구 수가 줄어들면서 감염에 취약해지는 상태를 말한다. 이럴 때는 손을 자주 씻고, 사람이 많은 곳을 피하는 등 감염 예방 조치가 필요하다. 혈소판 감소는 혈액 속의 혈소판이 줄어들어 출혈이 발생하기 쉬운 상태로, 멍이 잘 들거나 출혈이 생길 수 있다. 이러한 부작용들은 정기적인 혈액 검사를 통해 모니터링하고, 필요할 경우 적절한 조치를 하는 것이 중요하다.

이처럼 중입자 치료 중에 발생할 수 있는 부작용은 대부분 의료진과의 상담을 통해 잘 관리될 수 있다. 부작용이 나타나면 즉시 의료진에게 알리고, 적절한 치료를 받으면 환자의 삶의 질을 유지하면서도 치료를 성공적으로 마칠 수 있다.

기타 부인암의 중입자 치료

중입자 치료는 자궁경부암 이외의 다양한 부인암에 효과적인 치료 옵션으로 고려할 수 있다. 특히, 수술이 불가능하거나 방사선 치료에 저항성을 보이는 암종에서 중입자 치료는 중요한 대안이 될 수 있다.

우선, 수술이 불가능한 자궁내막암의 경우를 들 수 있다. 자궁내막암 치료는 일반적으로 수술을 하지만 환자가 지병으로 인해 마취가 어렵거나, 수술을 거부하는 경우, 또는 주변 장기로의 침윤이 심해 수술 시 장기 기능 손실이 예상되는 경우 중입자 치료를 적극적으로 고려할 수 있다.

또한 흑색종과 같은 난치 암에서도 중입자 치료는 중요한 역할을 할 수 있다. 흑색종은 대표적인 방사선저항성을 보이는 암종으로, 기존의 방사선 치료로 충분한 효과를 기대하기 어렵다. 그런데 중입자 치료는 흑색종을 효과적으로 치료하는 것으로 보고되어, 여성 생식기에서 발생하는 흑색종에서도 그 효과를 기대할 수 있다.

방사선 재치료 또한 중입자 치료가 유용하게 적용될 수 있는 영역이다. 방사선 치료 기술의 발전으로 인해 방사선을 여러 번 받는 환자들이 늘어나고 있으며, 전신 치료의 발전으로 생존 기간이 길어지면서 재치료의 필요성이 점차 증가하고 있다. 중입자 치료는 기존 방사선 치료로 손상된 주변 정상 조직에 추가적인 피해를 최소화하면서 암세포를 다시 공격할 수 있기 때문에, 재치료가 필요한 환자들에게 좋은 선택지가 될 수 있다. 하지만 부작용 가능성이 상대적으로 높으므로 전문가의 신중한 판단이 필요하다.

안타깝게도 중입자 치료가 모든 환자에게 적용될 수 있는 것은 아니다. 특히, 다발성 전이암과 같이 종양이 여기저기 있는 경우는 중입자 치료가 적절하지 않다.

많은 환자가 재발 암 치료의 마지막 희망으로 중입자 치료에 대해서 문의를 하지만, 중입자 치료는 국소적으로 암을 제어하는 치료이기 때문에 설사 치료 부위의 종양은 좋아지더라도 조만간 다른 부위에 새로운 전이암이 나타날 수도 있다. 그러므로 전신으로 퍼진 암은 효과를 보기 힘들다. 이런 경우는 전신적인 치료법을 시행해야 한다.

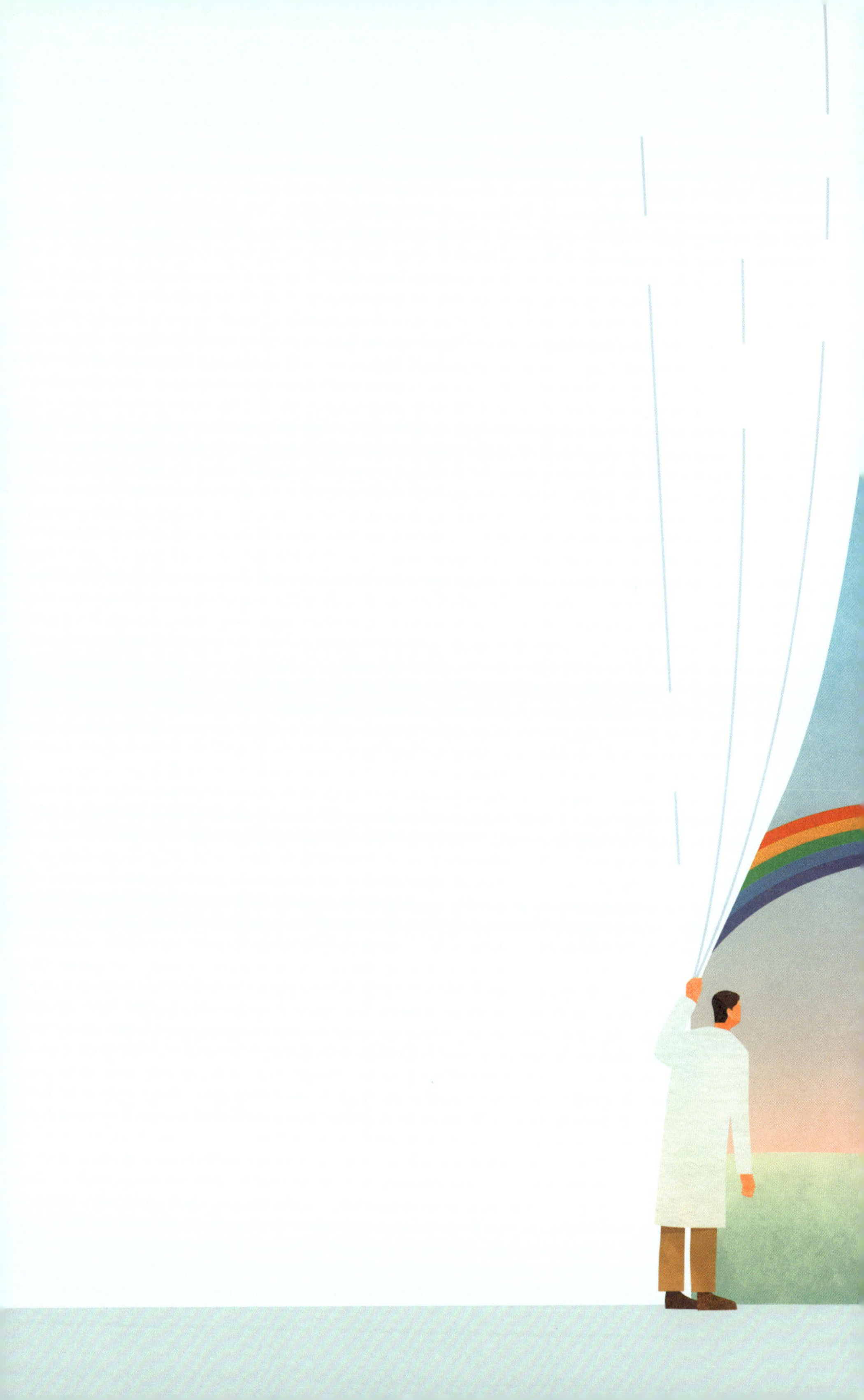